医院经济管理类教材

公立医院政府采购
内部控制体系的优化与应用

齐　蓓◎主编

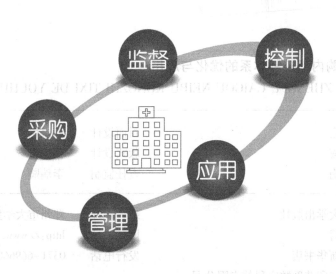

郑州大学出版社

图书在版编目(CIP)数据

公立医院政府采购内部控制体系的优化与应用 / 齐蓓主编. — 郑州：郑州大学出版社，2023.9(2024.6 重印)

ISBN 978-7-5645-9912-6

Ⅰ.①公…　Ⅱ.①齐…　Ⅲ.①医院 – 政府采购 – 内部审计 – 研究 – 中国　Ⅳ.①R197.322

中国国家版本馆 CIP 数据核字(2023)第 168816 号

公立医院政府采购内部控制体系的优化与应用

GONGLI YIYUAN ZHENGFU CAIGOU NEIBU KONGZHI TIXI DE YOUHUA YU YINGYONG

策划编辑	张 霞	封面设计	苏永生
责任编辑	张 霞	版式设计	苏永生
责任校对	吕笑娟	责任监制	李瑞卿

出版发行	郑州大学出版社	地　址	郑州市大学路 40 号(450052)
出版人	孙保营	网　址	http://www.zzup.cn
经　销	全国新华书店	发行电话	0371-66966070
印　刷	廊坊市印艺阁数字科技有限公司		
开　本	787 mm×1 092 mm　1 / 16		
印　张	10.5	字　数	220 千字
版　次	2023 年 9 月第 1 版	印　次	2024 年 6 月第 2 次印刷
书　号	ISBN 978-7-5645-9912-6	定　价	58.00 元

作者名单

主　编　齐　蓓

副主编　冯光耀　杜　娟

编　委　怀　征　郑州大学第二附属医院

　　　　雷声鸣　郑州大学第二附属医院

　　　　邹　娟　四川大学华西口腔医院

　　　　陶　翔　福建省人民医院

　　　　刘晓辉　郑州大学第二附属医院

　　　　冯光耀　郑州大学第二附属医院

　　　　杜　娟　郑州大学第二附属医院

　　　　齐　蓓　郑州大学第二附属医院

前言

公立医院政府采购是医院管理中的重要组成部分，是一项政策性强、操作流程严、涉及部门多、风险性大的工作。2020年国家卫健委印发了《关于进一步规范和加强政府采购管理工作的通知》，财政部印发了《关于全面推进行政事业单位内部控制建设的指导意见》等文件，要求各行政事业单位不断加强单位内部控制建设。但在实际政府采购工作中仍然存在采购效率较低、采购方式不规范、招标质疑频出等问题。以上问题产生的原因很多，但公立医院政府采购内控制度不健全、体系不完善是主要原因之一，因此加强医院政府采购内部控制管理是医院管理者不容忽视的课题。然而，目前针对医院政府采购内部控制的书籍较为稀少。为了更好地贯彻有关文件精神，强化政府采购内部控制，规避政府采购各环节风险，编者结合多年的政府采购工作实践，编写了本书。

2021年8月，为提升政府采购管理水平，充分发挥先进典型的引领、借鉴作用，河南省卫生健康委转发国家卫健委在全国范围内征集"卫生健康领域政府采购管理示范案例"，本书主编撰写的《公立医院政府采购内部控制体系的研究与实践》被国家卫生健康委、业内专家和财政部指定的官方媒体联合评选为优秀案例。同时编者将本书的主要内容以多媒体形式向河南科技大学第一附属医院、南阳市第一人民医院等多家医院的同行们进行了讲解，相互交流经验，取得了较好的实践效果。因此，本书既可以作为公立医院政府采购内部控制建设的参考用书，也可以作为各级公立医院政府采购内部控制建设的培训教材。

本书包括十个章节，介绍了公立医院政府采购、内部控制、内部控制评价的相关概念及理论。依据财政部、国家卫生健康委关于政府采购、内部控制的具体要求，构建了公立医院政府采购内部控制体系，规范和加强了政府采购全过程各环节的管理水平；实施了公立医院政府采购内部控制评价，得到了量化的评价结果，形成了内部控制评价报告。"以评促改"形成政府采购闭环管理，持续推动政府采购内部控制不断完善。本书有理论知识、具体案例、政策解析、指标体系、操作流程，具有较强的科学性、指导性和实用性，便于帮助开展公立医院政府采购规范化管理培训工作。

本书有三大特点。第一，体现最新政策。全书内容遵循和体现了近年来国家关于医疗行业政府采购内部控制管理的最新政策要求，进而依据内部控制五要素理念扩展完善医疗行业政府采购内部控制管理体系。第二，理论联系实务。从基础理论引入，到政府采购指标体系的建立，再到内部控制的建设，操作实务详实，实现了医疗机构政府采购内部控制理论和实务的完美结合。第三，有具体案例。本书以省级三甲医院为例，开展了政府采购内部控制评价工作，得到了具体的评价结果，有具体的操作流程，便于读者理解和学习。

本书是河南省软科学研究项目［202400410292］、河南省医学科技攻关软科学项目［RKX202002024］、河南省社科联调研课题［SKL-2022-2784］的阶段性研究成果。在此对相关资助研究表示感谢！

还要感谢郑州大学第一附属医院李静，河南省人民医院朱晓燕，河南省胸科医院谢世明、李世林，河南科技大学第一附属医院崔志斌等专家顾问在多年的政府采购工作中相互交流学习借鉴，他们对本书的出版起了良好的支持和促进作用！感谢郑州大学第二附属医院张岚对我院政府采购内部控制工作的指导！感谢其他为本书出版做出贡献的各位朋友！受时间、精力、作者水平等各方面因素的制约，书中如有不当和疏漏之处，敬请业界专家和广大读者批评指正。

齐蓓

2023 年 6 月

目 录

第一章 公立医院政府采购及内部控制研究

第一节 研究的目的和意义

一、背景

公立医院作为我国医药卫生事业的重要组成部分,其健康有效的运营是直接关系到广大人民群众健康的重大民生问题。公立医院政府采购是医院日常重要基础工作,是医院运营成本的重要影响因素,也是医院其他活动顺利开展的基础。但近年来医疗领域的腐败舞弊案件却屡次发生,成为影响医院正常运营,加剧民众对医院不信任情绪的主要原因之一。医院医疗设备、基建工程、医用耗材的政府采购等业务成为舞弊腐败案件发生的高危领域。2016 年 6 月 29 日,财政部颁布的《关于加强政府采购活动内部控制管理的指导意见》要求,采购主体要执行《行政事业单位内部控制规范(试行)》(财会〔2012〕21 号)和《财政部关于全面推进行政事业单位内部控制建设的指导意见》(财会〔2015〕24号)相关规定,切实加强政府采购活动中的权力运行监督,有效防范和预防腐败,提升政府采购及内部控制水平和资金使用效益,提高政府采购公信力。2017 年颁布的《政府采购货物和服务招标投标管理办法》中也明确了要建立健全本单位的政府采购内部控制制度,提高单位的风险防控能力与科学管理能力。积极响应国家相关政策要求,做好公立医院政府采购及内部控制工作是医院管理者不容忽视的课题。

二、公立医院政府采购及内部控制研究的目的

政府采购是当前世界各国规范公共资金使用的一种重要方式,它对提高公共资金使用效率、抑制腐败、调节经济运行、维护国家利益起着重要的作用。

随着我国社会的快速发展,人们对医疗服务需求日益提升,公立医院政府采购规模持续快速增长。虽然各公立医院基本制定了政府采购及内部控制制度,但医疗机构政府采购是一项政策性强、操作流程严、涉及部门多、风险性大的工作,在实际政府采购工作

中存在采购效率较低、采购方式不规范、招标质疑频出、腐败案件频发等很多问题。不仅危害社会公共利益，造成国家资产流失，还严重影响医院的声誉和长远发展。虽然以上问题产生的原因很多，但公立医院政府采购及内部控制不到位、政府采购内部控制制度不健全、体系不完善是主要原因之一。加强医院政府采购及内部控制，能够全面提升医院综合管理水平，实现医院管理的升级，防止内部权力滥用，促进廉政建设。因此，加强公立医院政府采购及内部控制已经成为一项迫在眉睫的任务。希望本研究能够帮助管理层树立规范管理意识、风险防范意识，为公立医院政府采购及内部控制提供框架参考和实务指南。

三、公立医院政府采购及内部控制研究的意义

现阶段国内外学者对政府采购及内部控制的研究主要集中在财政全供单位。相比而言，对事业单位政府采购及内部控制的研究相对较少，针对公立医院政府采购及内部控制的研究更是乏善可陈。本研究希望在已有研究的基础上，丰富对行政事业单位政府采购及内部控制的研究，改变以往只对行政事业单位整体层面内部控制进行研究，缺乏具体业务层面研究的现状，尝试对公立医院政府采购及内部控制、政府采购内部控制评价进行系统研究。这将扩充现有公立医院政府采购及内部控制学术文献的广度和深度。

（一）公立医院政府采购内部控制评价研究的理论意义

随着内部控制工作的不断推进，内部控制评价工作越来越成为管理者亟待解决的课题。目前国内外学者对行政事业单位内部控制评价的研究，主要集中在单位整体层面内部控制评价研究，针对行政事业单位政府采购业务层面的内部控制评价研究相对较少。现有的相关研究在政府采购内部控制评价指标体系的设计方面缺乏统筹考虑，指标不够全面；评价方法多采用定性评价，定量评价方法也有尚需完善的方面。本研究将立足医院行业特性和工作实际，在设计评价指标体系时以 COSO 内部控制五要素为基础框架，以《行政事业内部控制评价指标评分表》和我国《企业内部控制评价指引》作为指针，将 2013 版 COSO 的 17 项基本原则作为参照，考虑《企业风险管理——整合框架》的风险管理理念，构建科学、普适的医院政府采购内部控制评价指标体系。并综合运用德尔菲法、层次分析法、模糊综合分析法等多种方法对医院政府采购内部控制指标体系进行评价。形成定量的、科学的、客观的、可比的评价结果。本研究的完成将填补我省医疗机构政府采购内部控制评价研究的空白。

（二）公立医院政府采购内部控制评价研究的现实意义

医疗机构政府采购工作是医院一项基本工作，同时政府采购工作又是一项政策性强、流程复杂、风险性大的工作。内部控制是提高医院政府采购及内部控制水平和风险防范水平的重要手段。目前，许多医院已经开展了内部控制建设工作，包括政府采购业

务层面的内部控制建设,但政府采购内部控制水平还有许多薄弱环节。因此,推动医院政府采购内部控制评价工作开展,"以评促改"促进医院政府采购内部控制建设已经成为一项迫在眉睫的任务。希望本研究为我省医疗机构政府采购内部控制评价提供一套全面、普适的评价指标体系,同时提供一套完整的、科学的评价方法。总之本研究将为我省医疗机构政府采购内部控制评价提供一套完整的评价方案,使得我省医疗机构政府采购内部控制评价结果具有可比性,推动全省各医疗机构政府采购内部控制评价工作的有效进展。

第二节　研究方法

　　通过查阅公立医院政府采购相关文献,了解理论基础、目前研究现状,与同行沟通、交流,了解目前医院政府采购及内部控制存在的问题;阅读行政事业单位政府采购已出台的相关文件,充分掌握上层对医院政府采购及内部控制的要求;运用定性与定量相结合的方法,运用内部控制提升政府采购管理水平,并对其效果进行评价。主要运用以下几种方法。

　　1.文献研究法。利用 CNKI 数据库,在文献研究的基础上,参照财政部《关于开展行政事业单位内控基础性评价工作的通知》初步构建政府采购内控评价指标体系。

　　2.德尔菲法。运用德尔菲法确定公立医院政府采购内部控制评价指标体系。邀请 5 位院外专家对指标初步设置发表见解,并经过两轮专家意见修正最终确定评价指标体系。

　　3.层次分析法。是将评价体系中每个层次中的每个因素对结果的影响程度进行量化,常用于多目标、多准则、多要素、多层次的复杂决策问题,具有十分广泛的实用性。本研究用层次分析法,求得每一层次各要素对上一层次某要素的权重,最后将各层次对应要素权重相乘得到各指标要素对总目标的最终权重。

　　4.案例分析法。本书以 A 三甲医院为案例,实施提升医院政府采购的措施,并对 A 三甲医院政府采购内部控制的实施有效性进行定量评价,得出评价值。

第三节　创新点

　　本研究针对公立医院政府采购及内部控制展开,跟以往此类研究相比具有如下创新点。一是针对公立医院政府采购业务层面内部控制进行研究,改变以往只对公立医院整体层面内部控制进行研究。二是深入内部控制的"脊柱"——业务层面,构建了公立医院政府采购内部控制基本框架。三是构建了公立医院政府采购业务全流程各个环节内部控制指标体系及评价指标体系。四是梳理出公立医院政府采购全流程各环节风险管理的关键点和防控措施。

第二章 国内外政府采购内部控制 研究现状及启示

第一节 国内外政府采购内部控制研究现状

一、国外政府采购内部控制研究现状

美国在政府采购内部控制理论研究及实践方面处于世界前列,较其他国家而言已经形成了更为成熟和完善的内部控制理论和制度。1950 年美国颁布了《会计与审计法案》,确立了联邦政府及相关机构领导要建立健全内部控制体系。1978 年美国联邦政府对内部控制的认识从会计控制转向全面控制。1981 年、1983 年美国行政管理和预算局和美国审计总署先后出台内部控制标准文件《管理层的内部控制责任》《联邦政府内部控制标准》,这些文件对建立健全美国的内部控制制度起到了很大的推动作用。1999 年 11月,借鉴 COSO 内部控制框架,美国审计总署将《联邦政府内部控制标准》修改为"五要素"结构,并沿用至今。进入 21 世纪后,内部控制的模型化和信息化日益深入企业的灵魂,美国政府内部控制从会计控制、管理控制发展至信息化全面控制。

在内部控制有效性评价方面,早在 1978 年,美国注册会计师责任委员会(简称 Cohen委员会)建议企业在披露财务报告的同时应提交内部控制评价报告。1992 年 COSO 委员会颁布了《内部控制——整合框架》,该报告对内部控制有效性评价进行了总体概括,对内部控制有效性评价研究影响深远。2002 年美国国会和政府颁布了《萨班斯——奥克斯利法案》(以下简称 SOX 法案),其中 302 条款和 404 条款对内部控制评价和报告做出了明确规定,标志着美国企业内部控制报告由原来的自愿性披露变为强制性披露。2004 年COSO 委员会颁布了《企业风险管理——整合框架》,该风险整合框架在 1992 版整合框架基础上,将内部控制"五要素"扩充为"八要素",更加适应现代企业的内部控制需求,也进一步拓展了内部控制评价的内容。2004、2007 年美国会计监管委员会先后发布了内部控制审计的一系列法规准则,共同构成了美国上市企业内部控制评价体系。该体系包含两方面内容:第一,组织管理层对内部控制有效性进行评价,对内向审计委员会报告,对外公开发布评价报告,并具有法律强制性。第二,外部注册会计师对内部控制有效性评

价出具鉴证意见,并具有法律强制性。

国外众多学者从不同的角度对内部控制评价进行了研究。Ashton 和 KrAmer 通过不同评价主体的反复评价实验得出,评价主体的从业经验和判断对内部控制评价结果有重要影响。Meservy 等通过计算机程序进行内部控制评价。HermAnso 研究发现,许多上市公司已经认识到有效的内部控制及其评价对于公司的长远发展所带来的巨大影响。Doyle 等研究了内部控制缺陷的影响因素,认为盈利能力弱、成长速度快、业务复杂或者正在重组的公司存在内部控制重大缺陷的可能性更大。RAghunAndAn 研究发现披露内部控制重大缺陷的公司与没有披露内部控制缺陷的公司比较,审计费用高出 30% 以上。HoitAsh 等研究发现,萨班斯法案实施后第一年,上市公司的审计费用与内部控制缺陷披露之间存在显著正相关关系。BAlsAm 研究发现,股权激励能够促使公司管理层加强内部控制及评价,从而减少内部控制缺陷的产生。

二、国内政府采购内部控制研究现状

朱倩将医院整体作为研究对象,从内部控制"五要素"方面建立内部控制评价基本框架与指标体系。陈新友认为公立医院内部控制体系运行的有效措施:一是打造良好的医院内部控制环境;二是细化内部控制体系、制度和流程;三是建立科学、规范和相互制约的决策机制;四是建立健全内部控制与监督并重的岗位责任制。

陈丽云提出加强公立医院政府采购业务内部控制建议:一是优化公立医院政府采购内部控制环境;二是机构设置及不相容岗位分离;三是强化公立医院政府采购风险评估和业务评价;四是加强公立医院政府采购监督。库向芳从医院内部审计角度,提出了推进医院内部控制实施的对策:一是明确岗位职责;二是明确关键风险;三是健全内部控制体系,强化流程控制;四是完善信息系统,促进信息公开;五是强化监督,加大追责;六是强化内部控制评价机制建设。赵卫群等提出医院采购业务控制目标:一是建设采购管理组织体系;二是严格执行采购计划和预算;三是合法合规选择采购方式;四是规范采购执行过程;五是加强采购信息管理;六是强化采购业务监督。张永征、崔伟萍从单位层面和业务层面两大方面对 Q 医院内部控制关键点进行了设计与运行,其中政府采购控制为业务层面的六个业务之一。

关于内部控制有效性评价方法,赵福荣运用层次分析法和模糊综合分析法对公立医院内部控制有效性进行评价。赵萌运用 AHP 层次分析法进行高等院校在地区环境保护方面内部控制评价。杨维莉运用模糊综合评价法对医院六大业务进行定量分析。徐静等利用层次分析法确定了评价指标权重。用德尔菲法确定指标。郑二维等运用模糊综合评价法对公立医院内部控制有效性进行评价。董玲内部控制评价方法是灰色聚类法,认为医院内部控制数据具有一定不确定性和不易获取性,用灰色聚类法进行评价具有一定适用性。王海妮内部控制评价方法是模糊层次综合评价法(FAHP),它是将层次分析

法和模糊综合评判法综合运用的一种评价方法。

在内部控制评价信息化方面,赵小刚认为内部控制有效性评价工作应具有可操作性,应开发运用评价软件进行计算,提高评价效率。程平、廖婧宇以重庆海事局为例,设计了基于财务云平台的内部控制评价指标体系,控制环境、风险评估等五大类 14 个指标完整地嵌入重庆海事局财务云平台。程平、杜姗探讨了行政事业单位采购内部控制评价数据仓库的构建和应用,以期实现采购业务信息事前、事中审核及事后分析和评价,提升采购内部控制评价的效率和质量。

第二节 文献综评及研究趋势启示

回顾国内外政府采购内部控制的研究文献可以看出,美国对行政事业单位内部控制研究起步较早、成果较多,相关理论和实践最为先进、完善、系统,具有一定的借鉴和参考价值。从国内研究来看,自中国共产党第十八次全国代表大会召开以来,行政事业单位内部控制研究总体呈升温态势。有的从医院内部控制和公立医院内部控制不同主体对行政事业单位内部控制进行研究;有的从内部审计、上级监督管理部门角度等不同角度进行研究;还有的尝试构建行政事业单位内部控制框架。但是研究也暴露出了一些盲区,比如,对行政事业单位具体业务层面内部控制的研究较少,尤其是公立医院政府采购内部控制研究更是凤毛麟角,仅有的相关研究也缺乏广度和深度,停留在提出理论概念,没有具体操作规范。未来的研究应当从广度上涉及管理层、员工、供应商、患者、监督、信息等内部控制因素,从深度上涉及政府采购业务全流程各环节,形成一套完整的政府采购内部控制框架及指标体系。

国内外学者对内部控制评价的研究取得了一定的成果,但研究也存在着一些不足,表现在评价指标设计依据单一、缺乏系统性、没有借鉴企业内部控制指标和风险管理理念。评价结果不科学,可信度低。将来的研究在设计评价指标体系时应综合考虑 COSO内部控制"五要素"、《企业内部控制评价指引》《行政事业内部控制评价指标评分表》、2013 版 COSO 的 17 项基本原则和《企业风险管理——整合框架》的理念,同时综合运用多种评价方法,对医院政府采购内部控制评价进行研究。

第三章　政府采购相关概念及理论

第一节　政府采购的基本知识

一、政府采购的含义

政府采购,顾名思义就是以政府(广义)为主体进行的一种市场购买行为。政府采购在国内外没有一个统一的定义,其含义因各国的国情不同而不同,在理解和具体施行中也有较大的差别,世界各国一般都是根据自己的实际情况对政府采购进行界定。国际上,政府采购一般又称"公共采购",是指政府部门及直接或间接受政府控制的单位,为实现政府职能或向公众提供公共服务,以法定的方式、方法和程序使用公共资金,获得货物、服务、工程的行为。

目前,我国政府采购定义有以下两种代表性的观点。

在《中华人民共和国政府采购法》(以下简称《政府采购法》)出台以前,"政府采购"基本上是依据财政部印发的《政府采购管理暂行办法》及各省、直辖市制定的各级政府采购规章来进行界定的。其中比较有代表性的定义为:"政府采购是指各级国家机关和实行预算管理的政党组织、社会团体、事业单位,使用财政性资金获取货物、工程和服务的行为"。

2002年《政府采购法》出台后,学术界从不同的角度,依据不同的理论或法规对政府采购进行了定义。主要有:"政府采购,也称公共采购,是指各级国家机关、事业单位和团体组织,使用财政性资金采购集中采购目录以内的或者采购限额标准以上的货物、工程和服务的行为。""政府采购也称公共采购,是指各级政府及其所属机构为了开展日常政务活动或为公众提供公共服务的需要,在财政的监督下,以法定的方式、方法和程序,对货物、工程或服务的购买。"政府采购是各级机关和实行预算管理的政党组织、社会团体、事业单位,使用财政性资金获取货物、工程或服务行为。"政府采购乃是一国政府部门及政府机构或其他直接或间接受政府控制的企事业单位,为实现其政府职能和公共利益,使用公共资金获得货物、工程和服务的行为。"

这些定义所界定的政府采购的外延大小不同，但是都指出了政府采购的根本特点，即政府采购主体的特定性、采购客体的公共性。

本书采用《政府采购法》关于政府采购的定义：政府采购，是指各级国家机关、事业单位和团体组织，使用财政性资金采购依法制定的集中采购目录以内的或者采购限额标准以上的货物、工程和服务的行为。以河南省为例，依据《政府采购法》和《河南省政府集采目录及标准(2020年版)》，河南省省级公立医院使用财政性资金采购集采目录以内的或者预算100万元以上的项目的行为都属于政府采购的范围。

二、政府采购的主体

政府采购的主体也称采购人、采购实体，是指在政府采购过程中负有直接职责的参与者。从《政府采购法》关于采购人的定义和我国政府采购的实践看，政府采购的主体是各级国家机关、事业单位和团体组织。

(一)国家机关

国家机关是指行使国家权力、管理国家事务的机关，包括国家权力机关、国家行政机关、审判机关、检察机关等，如我国的全国人民代表大会、国务院、地方各级人民代表大会和人民政府、各级人民法院、检察院等，也叫政权机关。

(二)事业单位

事业单位指依据我国有关法律注册登记的非营利性法人，一般是国家设置的带有一定的公益性质的机构，但不属于政府机构，具体包括教育、科技、医疗、卫生、体育、文化等许多领域，如学校、科学院、医院等。

(三)团体组织

团体组织指公民自愿组成，为实现会员共同意愿，按照其章程开展活动的非营业性社会组织，如企业联合会、行业协会等。

三、政府采购的客体

政府采购的客体也就是政府采购的对象或内容。按照国际上的通常做法以及《政府采购法》规定，政府采购客体可分为货物、工程和服务三类。

(一)货物

货物是指各种形态和种类的物品，包括原材料、燃料、设备、产品等。

(二)工程

工程是指建设工程，包括建筑物和构筑物的新建、改建、扩建、装修、拆除、修缮等。

（三）服务

服务是指除货物或工程以外的其他政府采购对象，包括专业服务、技术服务、维修、培训、劳动力等。

《政府采购法》用"集中采购目录"和"采购限额标准"的方式对政府采购客体的范围做出了限定。使用财政性资金采购纳入集中采购目录或者是采购限额标准以上的货物、工程和服务属于政府采购的客体范围。

四、政府采购的资金

政府采购资金是指采购主体获取采购客体时支付的资金，包括财政性资金和与财政性资金相配套的单位自筹资金。根据《中华人民共和国政府采购法实施条例》（以下简称《政府采购法实施条例》）第一章第二条"政府采购法第二条所称，财政性资金是指纳入预算管理的资金。以财政性资金作为还款来源的借贷资金，视同财政性资金。国家机关、事业单位和团体组织的采购项目既使用财政性资金又使用非财政性资金的，使用财政性资金采购的部分，适用政府采购法及本条例；财政性资金与非财政性资金无法分割采购的，统一适用政府采购法及本条例"。

五、政府采购的特点

与个人采购、家庭采购、企业采购相比，政府采购具有以下显著特点。

（一）资金来源的公共性

政府采购资金的来源是财政性资金，其最终来源为纳税人缴纳的税收和政府公共服务收费。

（二）采购主体的特定性

政府采购的主体为依靠国家财政资金运作的政府机关、事业单位和团体组织。

（三）采购客体的公共性

政府采购的客体是使用财政性资金采购的服务于公众的公共物品和服务。

（四）采购活动的非商业性

政府采购为非商业性采购，它不是以盈利为目标，也不是为卖而买，而是通过买为政府部门提供消费品或向社会提供公共服务。

（五）采购对象的广泛性

政府采购的对象包罗万象，既有标准产品也有非标准产品，既有有形产品也有无形产品，既有价值低的产品也有价值高的产品。为了便于统计，国际上通行的做法是按性质将采购对象划分为货物、工程和服务三大类。

（六）采购管理的政策性

采购主体在采购时不能体现个人偏好，必须遵循国家政府采购法规、政策和制度，依法采购。

（七）采购运作的规范性

政府采购不是简单的一手交钱，一手交货，而是按有关政府采购的法规，根据不同的采购规模、采购对象及采购时间要求等，采用不同的采购方式和采购程序规范运作。

（八）影响力大

政府采购不同于个人采购、家庭采购和企业采购，政府是一个国家最大的单一消费者，其购买力非常巨大，对社会的影响力也很大。政府采购规模的扩大或缩小、财政结构的变化都将对整个社会的总需求和供给、国民经济产业结构的调整等产生举足轻重的影响。

六、政府采购的基本原则

政府采购的原则是贯穿在政府采购计划中为实现政府采购目标而设立的一般性原则。一般情况下，政府采购应该遵循公开透明、公平竞争、公正、诚实信用的基本原则。

（一）公开透明原则

公开透明原则是指政府采购要做到适用法律、采购信息、采购内容、采购结果等必须公开，采购程序、评审方法要透明。政府采购的各类信息公开，指凡是涉及采购的法规、规章、政策、方式、程序、采购标准、开标活动、中标或成交结果、投诉和司法处理决定等，都要向社会公众或相关供应商公开，增加政府采购的透明度。公开、透明的政府采购制度和采购活动既可以使供应商能计算和评估其参加投标的成本和风险，提出最具有竞争力的投标价格，又可以切实强化采购监督，防止欺诈、腐败等不正当行为的发生。

（二）公平竞争原则

公平竞争原则是指采购主体要为供应商竞争性地获得政府采购合同提供公平的途径，包含平等与公正双重含义。采购主体应做到适用标准公平、操作公平和结果公平。

（三）公正原则

公正原则要求政府采购应按照事先约定的条件和程序进行，对所有供应商一视同仁，不得有歧视条件和行为，任何单位或个人无权干预采购活动的正常开展。尤其是在评标活动中，要严格按照统一的评标标准确定中标或成交供应商，不得存在任何主观倾向。

（四）诚实信用原则

坚持诚实信用原则，能够增强公众对采购过程的信任。政府采购当事人在政府采购活动中,应本着诚实、守信的态度履行各自的权利义务,讲究信誉,兑现承诺,不散布虚假信息,无欺诈、串通、隐瞒等行为,不得伪造、变造、销毁需要依法保存的文件和记录,不得规避法律法规。诚实信用原则对于约束政府采购活动中各方当事人、形成良好的社会风气、保障市场经济的有序运行有着积极的作用。

七、政府采购的主要功能

政府采购作为公共财政体制建设的重要组成部分,理所应当地承载着服务于国家或地区政治、经济和社会发展的诸多政策功能。

《政府采购法》立法目的中明确指出了政府采购的主要功能,即规范政府采购行为,提高政府采购资金的使用效益,维护国家利益和社会公共利益,促进廉政建设。所以,综合我国《政府采购法》和其他有关法律的规定,大致可将我国政府采购政策功能归为以下四个方面,即调控功能、协调功能、规范功能和廉政功能,且每一政策功能指向又有着不同的具体表现形式。

（一）调控国民经济功能

1. 调节国民经济运行。作为国民经济运行重要调节方式的财政分配过程,政府采购有着重要的调节国民经济运行作用。其调节作用的实现主要借助于通过掌握政府采购的频率、品种、数量等信息调整市场需求和总量。同时也可以借助于调整采购产品结构与品种来调整国内产生产和需求,借助于"弹性"采购计划来促进产业结构合理化、调节经济总量平衡。

2. 保护民族产业。政府可以借助于采购国货等方式对民族经济的发展加以支持和保护。通过政府采购国内优质产品的做法,带动经济发展、完善社会保障、扩大劳动就业、支持民族产业发展。

3. 稳定物价。政府以竞争方式在采购中压低供给价格这一过程,实际上能够给同类商品定出"默认参考价"。在这样合理的价格下,政府采购能有效地减轻通货膨胀压力,进而平抑和稳定物价。同时,政府采购又能够借助于吞吐存货来实现价格调控,维护各相关方利益。

（二）协调经济结构功能

1. 促进中小企业发展。为促进中小企业发展,政府采购中经常会对其进行保护与扶持,如制定有利于中小企业中标的政策,给中小企业预留采购合同之类,使得中小企业可以获得更多的发展壮大机会,并使一些有能力的中小企业有机会成长为大型企业。

2. 促进产业结构调整。促进产业结构调整主要方式包括:①借助于高科技项目采购来升级产业结构。包括加强高新技术产品采购以"倒逼"企业创新技术和升级产品,招标时确定技术级别和要求以帮助传统产业技术结构的升级等。②对采购内容加以有针对性的确定以保证政府支持的产业获得应有的发展。③打破所有制界限,支持非公有制经济发展,从而有效地对所有制结构加以优化。

(三)规范社会发展功能

1. 保护公共环境。政府采购主体在选择采购对象这一环节时,应积极采购节能环保产品,拒绝采购各种危害环境的产品,对全社会节能减排、绿色环保起到良好的引导作用。同时,对一些必须限期改正的污染严重产业,也应在整改前拒绝采购其产品,并对符合环保要求的企业做出一系列"政策倾斜",从而鼓励和支持其发展。

2. 扶持和促进不发达地区和少数民族地区的经济发展。政府采购过程中,可以通过中标比例、评标价格优惠等方式,有意识地帮助经济不发达地区和少数民族地区扩大生产,带动当地经济的整体发展。

3. 支持就业。可采取给就业率低的地区提供更多订单,或者通过提供优先中标机会或宽松中标条件等方式鼓励供应商吸收失业者。同时也可以借助于产业、产品结构的调节来对就业结构加以调整。

4. 推动社会诚信建设。主要可通过适当限制乃至取消不良或违法记录、诚信状况差的供应商资格,以及形成"采购供应商诚信记录"和与之对应的激励约束机制等来推动全社会的诚信建设。

(四)促进廉政建设功能

《政府采购法》立法宗旨是规范政府采购行为,提高政府采购资金的使用效益,维护国家利益和社会公共利益,保护政府采购当事人的合法权益,促进廉政建设。通过公正评标、公平竞争、公开采购项目等诸多方式,有效地取缔和排除徇私舞弊、暗箱操作等腐败现象,促进廉政建设,提升政府形象。

第二节　政府采购的组织形式

根据《政府采购法》第一章第七条,我国政府采购实行集中采购和分散采购相结合的组织形式。其中,集中采购是最主要的采购模式,一般金额大、数量多,通用性项目、大型工程、重要服务类项目等采购采用集中采购模式。

政府采购中的集中采购与分散采购,主要是针对是否列入集中采购目录来说的:列入集中采购目录的,采用集中采购方式组织采购;没有列入集中采购目录但达到采购限额标准的项目,采用分散采购方式进行组织。

一、集中采购

《政府采购法实施条例》第一章第四条对集中采购进行了定义:政府采购法所称的集

中采购,是指采购人将列入集中采购目录的项目委托集中采购机构代理采购的行为。从该定义可以看出,政府采购中的集中采购范围是集中采购目录内的货物、工程、服务。

根据采购执行主体的不同,主要分两种。

(1)目录内属于通用的政府采购项目,应当委托集中采购代理机构采购。

(2)目录内属本部门、本系统有特殊要求的项目,应当实行部门集中采购。

集中采购的优缺点如下。

(1)优点:可以使采购的数量增加,提高与卖方的谈判力度;较容易获得价格折扣和良好的服务;较容易统一实施采购方针,可统筹安排采购物料;精简人力,提高工作的专业化程度;有利于提高绩效,降低成本;可综合利用各种信息,形成信息优势等。

(2)缺点:采购流程过长,时效性差;难以适应零星采购、地域采购、紧急情况采购;采购与需求分开,有时难以准确了解采购的人需求,降低采购绩效等。

二、分散采购

《政府采购法实施条例》第一章第四条对分散采购进行了定义:政府采购法所称分散采购,是指采购人将采购限额标准以上的但未列入集中采购目录的项目自行采购或者委托采购代理机构代理采购的行为。

分散采购和集中采购一样,同属于政府采购的组织形式和管理模式。分散采购是在政府采购的范畴内,对"本级采购目录公布的采购限额标准以上的,又没有列入本级集中采购目录内具体标明的项目"进行的非集中采购,可以由采购单位自己组织,也可以委托采购代理机构。分散采购中的采购单位自己组织的采购也不是随意、无约束、无规矩的,其采购活动的组织也必须按照《政府采购法》规定的采购方式、采购程序进行。分散采购同样应按《政府采购法》及其实施条例的要求向监管部门报备和进行合同备案等。

分散采购的优缺点如下。

1.优点:相对集中采购而言,采购流程较短或者简化、耗时较短、费用较低等,主要适用于零星采购、应急采购或者价值较低、采用集中采购耗时或费用较高的项目。

2.缺点:不能形成规模优势,难以发挥政府采购的政策功能;重复采购较多,浪费行政资源;多为零星采购,难以获得批量采购的价格优惠;采购主体较多,采购权力分散,监督难以进行,容易产生舞弊现象。

分散采购的具体采购方式可以是公开招标、邀请招标、竞争性磋商、竞争性谈判、询价、单一来源等。

三、两种采购形式比较

分散采购与集中采购在政府采购的大框架下是相同的,如都需遵循"三公"及诚信原则、规范操作程序等;而在采购范围和实施主体等方面,又各有特性。

（一）相同点

1. 原则相同。集中采购和分散采购应遵循的原则相同,均是公开、公平、公正和诚实信用。

2. 采购方式相同。均应采用公开招标、邀请招标、竞争性谈判、单一来源采购、询价、竞争性磋商,以及国务院政府采购监督管理部门认定的其他采购方式。这些采购方式在分散采购和集中采购下都是通用的,具体操作要求上也没有差别,比如都要按要求公告,公告不能只在单位网站发布,须在财政部门指定的媒体上发布。

（二）不同点

1. 采购执行主体不同。集中采购,采购人必须委托集中采购机构代理采购,采购人不得擅自自行组织采购,其中部门集中采购可以由主管部门统一组织集中采购。而分散采购,采购人可以依法自行组织实施采购,也可以委托集中采购机构或其他具有政府采购的社会中介机构代理采购,委托集中采购机构采购的,采购人不需支付任何采购代理费用;而委托社会中介代理机构采购的,则需要按规定支付一定的采购代理费用。

2. 采购项目不同。列入集中采购的项目往往是一些大宗的、通用性的项目,一般采购人都会涉及并需要采购,或者是一些社会关注程度较高、影响较大的特定商品、大型工程和重要服务类项目。而列入分散采购的项目往往是一些在限额标准以上的、专业化程度较高或单位有特定需求的项目,一般不具有通用性的特征。

3. 采购目的和作用不同。集中采购具有采购成本低、操作相对规范和社会影响大的特点,利用集中采购方式目的是发挥政府采购的规模优势和政策作用,体现政府采购的效益性和公共性原则,也有利于政府的集中监管和对分散采购的良好示范作用。分散采购目的是借助单位的技术优势和社会中介代理机构的专业优势,充分调动单位政府采购的积极性和主动性,提高采购效率,同时也有利于实现政府采购不断"扩面增量、稳步渐进"的工作目标。

不管集中采购还是分散采购,作为政府采购的两种采购形式,两者互有优势,可相互补充。但作为政府采购行为,采购人或其委托的采购代理机构都必须遵循政府采购公开透明、公平竞争、公正和诚实信用的原则,按照《政府采购法》和其他有关法律法规规定的采购方式和采购程序组织实施采购活动,并自觉接受财政部门和有关监督部门的监督、管理。

四、公立医院政府采购组织形式

列入集采目录的、政府采购限额标准以上的项目,委托集中采购机构代理采购。在集采目录以外、采购限额以上的项目实行分散采购,可以委托代理机构代理采购也可自行组织采购。一个项目既包含集中采购项目,又包含非集中采购项目,按照预算金额比重大的项目划分属性。集采目录以内且限额标准以下的零星采购,通过政府采购网上商城采购,网上商城没有的项目,可以自行组织采购。

国务院办公厅印发《中央预算单位政府集中采购目录及标准(2020年版)》(以下简称《中央目录及标准》),自2020年1月1日起实施,沿用至今。

各省根据《中央目录及标准》制定了各省的集中采购目录及标准,《河南省政府集中采购目录及标准》(2020年版)如下。

(一)集中采购机构采购项目目录

见表3-1。

表3-1 河南省政府集中采购目录(2020年版)

序号	品目	编码	备注
一、货物类			
1	服务器	A02010103	
2	台式计算机	A02010104	
3	便携式计算机	A02010105	
4	喷墨打印机	A0201060101	
5	激光打印机	A0201060102	
6	针式打印机	A0201060104	
7	液晶显示器	A0201060401	
8	扫描仪	A0201060901	
9	基础软件	A02010801	
10	信息安全软件	A02010805	
11	复印机	A020201	
12	投影仪	A020202	
13	多功能一体机	A020204	
14	照相机及器材	A020205	
15	LED显示屏	A020207	
16	触控一体机	A020208	
17	速印机	A02021001	
18	装订机	A02021003	
19	碎纸机	A02021101	
20	乘用车	A020305	包含新能源汽车

续表 3-1

序号	品目	编码	备注
21	客车	A020306	包含新能源汽车
22	电梯	A02051228	
23	不间断电源(UPS)	A02061504	
24	空调机	A0206180203	
25	视频会议系统设备	A020808	
26	录像机	A02091101	
27	通用摄像机	A02091102	
28	摄录一体机	A02091103	
29	家具用具	A06	
30	复印纸	A090101	
二、服务类			
31	云计算服务		
32	安全服务	C0810	仅指其中的保安服务
33	印刷服务	C081401	
34	物业管理服务	C1204	

注:以上项目必须按规定委托集中采购机构代理采购。

(1)集中采购目录以内且采购限额 100 万元以上的项目委托集中采购机构采购。

(2)集中采购目录以内且分散采购限额标准以下的零星采购,按照政府采购网上商城、协议供货的有关规定执行。

(二)分散采购限额标准

除集中采购机构采购项目外,采购限额标准 100 万以上的项目,应当按照《政府采购法》有关规定,实行分散采购。

集中采购机构采购项目以外、采购限额标准 100 万以下的采购项目,可不执行《政府采购法》规定的方式和程序。

省级及郑州市本级货物、工程、服务项目分散采购限额为 100 万元,市级(不含郑州市)货物、服务项目分散采购限额为 50 万元,县级货物、服务项目分散采购限额为 30 万元,市级(不含郑州市)和县级工程项目分散采购限额标准为 60 万元。

(三)公开招标数额标准

预算单位采购货物、服务项目,省级及郑州市本级单项或批量预算金额达到 400 万元以上的、市级(不含郑州市)和县级单项或批量预算金额达到 200 万元以上的,采用公开招标方式。政府采购工程招标数额标准按照《必须招标的工程项目规定》（国家发改委第 16 号令）执行。

（四）有关要求和说明

1. 落实政府采购支持创新、绿色、中小企业发展、脱贫攻坚等政策目标。预算单位在满足机构自身运转和提供公共服务基本需求的前提下，应当预留本单位年度政府采购项目预算总额的 30% 以上，专门面向中小企业采购。其中，预留给小型微型企业的比例不低于本单位年度政府采购项目预算总额的 20%。

2. 本部门或系统有特殊要求，需要由本部门或系统统一采购的货物、工程和服务类专用项目，属于部门集中采购项目，由各主管预算单位结合自身业务特点，自行确定本部门集中采购目录范围，并报省级财政部门备案后实施。

3. 使用财政性资金的工程项目应当纳入预算管理，采购人依法进行政府采购实施计划和合同备案，纳入政府采购信息统计范围。

4. 会议费、培训费以及水、电、气、暖费，按照规定的标准执行，采购人不再进行政府采购实施计划和合同备案，按有关规定要求审核支付。

5. 涉密采购项目应按照涉密政府采购管理相关规定执行。

6. 驻郑以外省直单位集中采购项目可就近委托属地集中采购机构组织采购活动；驻豫以外省直单位采购全部为分散采购。

7. 各市县统一执行本政府集中采购目录及标准。没有设立集中采购机构的市县，集中采购机构采购项目可就近委托集中采购机构组织采购活动，也可委托社会代理机构代理采购。

8. 财政管理实行省直接管理的县级财政部门可行使批准变更采购方式的职权。

第三节　政府采购的方式及采购方式的选择

政府采购方式是政府为实现采购目标而采用的方法和手段。我国《政府采购法》规定，我国的政府采购方式有公开招标、邀请招标、竞争性谈判、单一来源采购、询价和国务院政府采购监督管理部门认定的其他采购方式。

一、公开招标

公开招标是指采购人按照法定程序，通过发布招标公告，邀请所有潜在的不特定的供应商参加投标，采购人通过某种事先确定的标准，从所有投标供应商中择优评选出中标供应商，并与之签订政府采购合同的一种采购方式。在所有的招标方式中，公开招标方式最能体现政府采购制度的优越性,体现了市场机制公开信息、规范程序、公平竞争、客观评价、公正选择以及优胜劣汰的本质要求。因此,《政府采购法》中规定,公开招标应作为政府采购的主要采购方式。

公开招标按照公开的地域范围又可以分为国内公开招标和国际公开招标。国内公开招标只适合于本国供应商参加竞争,国际公开招标供应商设有国别限制。

（一）公开招标的特点

1. 招标程序公开透明。公开招标的采购方式,即其整个采购程序都在公开情况下进行。如公开发布招标公告、公开开标、公布中标结果。投标商资格审查标准和中标候选供应商评选标准要事先公布。

2. 采购程序的竞争性。招标本身就是一种引发竞争的采购程序,是竞争的一种具体方式。招标的竞争性充分体现了现代竞争的平等、信誉、正当合法等基本原则。招标作为一种规范的、有约束的竞争,有一套严格的采购程序和实施办法,可以最大限度地吸引和扩大投标人的竞争,从而使采购人以最合理的价格采购到所需的物质和服务,更好地获得市场利益,有利于政府采购经济效益的实现。

3. 采购程序的严密性。公开招标方式非常成熟,程序严密,要求明确,招投标活动必须遵循严密规范的法律程序。

（二）公开招标的优缺点

1. 优点:因为投标人较多、竞争充分,能够从广泛竞争者中选择中标人,择优率更高;同时,投标人不容易串标、围标,也可以避免招标活动中的贿标行为,因此,国际上政府采购通常采用这种方式。

2. 缺点:由于申请投标人较多,一般要设置资格预审程序,而且评标的工作量也较大,所需招标时间长、费用高。

（三）公开招标的适用范围和条件

单项或批量采购金额达到国务院公布的公开招标采购限额标准以上的货物、工程和服务。

二、邀请招标

公开招标的优点突出,但也有一定的局限性,不适应所有的政府采购项目,所以又有了邀请招标。邀请招标也称选择性招标,是由采购人根据供应商或承包商的资信和业绩,选择一定数目的法人或其他组织(不能少于3家),向其发出招标邀请书,邀请他们参加投标竞争,从中选定中标供应商的一种采购方式。

（一）邀请招标的特点

邀请招标能够按照项目需求特点和市场供应状态,有针对性地从已知了解的潜在投标人中,选择具有与招标项目需求匹配的资格能力、价值目标以及对项目重视程度均相近的投标人参与投标竞争,有利于投标人之间均衡竞争,并通过科学的评标标准和方法实现招标需求目标。招标工作量和招标费用相对较小,既可以省去招标公告和资格预审程序(招投标资格审查)及时间,又可以获得基本或者较好的竞争效果。

（二）邀请招标的优缺点

1.优点。

（1）采购时间比公开招标方式短。邀请招标不必发布公告,招标人只要向特定的潜在投标人发出投标邀请书即可。接受邀请的人才有资格参加投标,其他人无权索要招标文件,不得参加投标。应当指出,邀请招标虽然在潜在投标人的选择上和通知形式上与公开招标有所不同,但其所适用的程序和原则与公开招标是相同的,其在开标、评标标准等方面都是公开的,因此,邀请招标仍不失其公开性。

（2）评标时间比公开招标方式短。按照《政府采购法》规定,邀请招标的供应商数只要选择 3 家以上就符合法定要求,从而节约了评标时间。

（3）有效地节约政府采购成本。这是邀请招标方式最明显的特点。当采用公开招标方式的费用占政府采购项目总价值的比例过大时进行邀请招标。这就是说采用邀请招标方式所花费的费用必然小于公开招标方式所花费的费用。节约的费用有两方面:一方面节约了制作公告和发布公告的成本费用,另一方面节约了招标会议费用。

（4）操作程序比较简便。邀请招标操作程序比公开招标方式简单。公开招标方式比邀请招标多"制作公告""发布公告""召开招标会"等多道程序。很明显,公开招标的程序比邀请招标方式烦琐得多。

2.缺点。与公开招标相比,邀请招标的投标人数量相对较少,竞争开放度相对较弱;受招标人在选择邀请对象前已知投标人信息,这种局限性有可能会损失应有竞争效果,得不到最合适的投标人和获得最佳竞争效益;邀请招标容易滋生腐败,有些招标人甚至利用邀请招标之名行虚假招标之实。

（三）邀请招标的适用范围和条件

邀请招标由于不利于充分竞争,一旦操作不当,容易出现舞弊行为,具有局限性,对其使用有严格的规定。须具有以下条件之一的,才可以采用邀请招标采购方式。

1.项目具有特殊性,只能从有限范围的供应商处采购的。

2.采用公开招标方式的费用占政府采购项目总价值的比例过大的。

三、竞争性谈判

竞争性谈判是指采购人或代理机构通过与多家供应商(不少 3 家)进行谈判,最后从中确定成交供应商的一种采购方式。

　　竞争性谈判作为一种独立的采购方式,已经被各地广泛应用于政府采购项目中。这种方式是除招标方式之外最能体现采购竞争性原则、经济效益原则和公平性原则的一种方式,同时也是政府采购的国际规则所确认的、各国普遍采用的方式。

　　(一)竞争性谈判的特点

　　1.可以缩短准备期,能使采购项目更快地发挥作用。

　　2.减少工作量,省去了大量的开标、投标工作,有利于提高工作效率,减少采购成本。

　　3.供求双方能够进行更为灵活的谈判。

　　4.有利于对民族工业进行保护。

　　5.能够激励供应商自觉将高科技应用到采购产品中,同时又能转移采购风险。

　　(二)竞争性谈判的优缺点

　　1.优点。与公开招标相比,竞争性谈判的优点如下。

　　(1)灵活。由于是谈判,采购人可以同参加谈判的投标人面对面地对产品的技术、使用功能、价格、供货期、付款方式等实质性问题进行详细谈判,容易达成一致的协议。

　　(2)采购效率高。竞争性谈判方式,可以在信息的公布、谈判文件的发放等环节上节省一些时间,在资格预审、考察等过程上压缩一些环节,可以用最短的时间完成采购工作,提高采购效率。

　　(3)有利于采购到性价比最优的产品。竞争性谈判可以有至少两轮报价,这一方面可将不同投标人的报价水平进一步降低,另一方面采购人可以通过与各投标人面对面的交流,结合专家的建议和意见,加深对各家产品质量、价格和投标人实力的了解,有利于最大限度地采购到性价比最优的产品。

　　2.缺点。

　　(1)谈判容易造成供应商抬高价格。

　　(2)由于是秘密谈判,容易给参与者或操作人员造成串通舞弊的机会。

　　(三)竞争性谈判的适用范围和条件

　　1.依法制定的集中采购目录以内,且未达到公开招标数额标准的货物、服务。

　　2.依法制定的集中采购目录以外、采购限额标准以上,且未达到公开招标数额标准的货物、服务。

　　3.达到公开招标数额标准、经批准采用非公开招标方式的货物、服务。

　　4.按照《中华人民共和国招标投标法》及其实施条例必须进行招标的工程建设项目以外的政府采购工程。

　　具有以下条件之一的可以采用竞争性谈判采购方式。

　　(1)招标后没有供应商投标或者没有合格标的,或者重新招标未能成立的。

　　(2)技术复杂或者性质特殊,不能确定详细规格或者具体要求的。

（3）非采购人所能预见的原因或者非采购人拖延造成采用招标所需时间不能满足用户紧急需要的。

（4）因艺术品采购、专利、专有技术或者服务的时间、数量事先不能确定等原因不能事先计算出价格总额的。

四、单一来源采购

单一来源采购也称直接采购，是指采购人向唯一供应商进行采购的方式。

（一）单一来源采购的特点

单一来源采购是没有竞争的一种采购方式，其最主要的特点是没有竞争性。

（二）单一来源采购的优缺点

1. 优点：单一来源采购速度快、程序简单，节约时间成本，减少招标方式的管理成本。

2. 缺点：由于单一来源采购只同唯一的供应商、承包商或服务提供者签订合同，所以有可能增加采购成本；整个采购过程无须公开，透明度低，容易出现各种不规范行为，滋生腐败。

（三）单一来源采购的适用范围和条件

按照《政府采购法》第三章第三十一条，符合下列情形之一的货物或者服务，可以采用单一来源方式采购。

1. 只能从唯一供应商处采购的。

2. 发生了不可预见的紧急情况不能从其他供应商处采购的。

3. 必须保证原有采购项目一致性或者服务配套的要求，需要继续从原供应商处添购，且添购资金总额不超过原合同采购金额百分之十的。

五、询价

询价是指采购人向有关供应商发出询价单让其报价，在报价基础上进行比较并确定最优供应商的一种采购方式。

（一）询价采购方式的特点

1. 邀请报价的供应商数量至少为3家。

2. 只允许供应商提供一个报价，每一供应商或承包商只许提出一个报价，而且不许改变其报价。不得同某一供应商或承包商就其报价进行谈判。

3. 采购合同应授予符合采购人需求的最低报价的供应商或承包商。

（二）询价采购方式的优缺点

1. 优点：与其他采购方式相比，询价采购方式具有多项优点。

（1）供应商只能一次报价且不能改变,供应商为了获得机会,会尽量压低报价,便于采购人获得最低报价,提高资金效益。

（2）没有讨价还价的过程,可以将采购过程缩短,节约采购时间。

2.缺点:由于询价比较的主要是价格因素,所以,供应商的售后服务可能会出现问题。

（三）询价采购方式的适用范围

询价采购方式适用于公开招标限额以下、货物规格、标准统一、现货货源充足且价格变化幅度小的货物类采购项目。

六、竞争性磋商

国务院政府采购监督管理部门认定的其他采购方式也是政府采购方式之一,财政部是国务院政府采购监督管理部门。目前,财政部认定的其他采购方式是竞争性磋商。

竞争性磋商是指采购人、政府采购代理机构通过组建竞争性磋商小组与符合条件的供应商就采购货物、工程和服务事宜进行磋商,供应商按照磋商文件的要求提交响应文件和报价,采购人从磋商小组评审后提出的候选供应商名单中确定成交供应商的采购方式。

（一）竞争性磋商的特点

1.改变最低价中标,实现物有所值目标。竞争性谈判与询价方式确定成交供应商的方法为最低评标价法,竞争性磋商则为综合评分法。根据《政府采购竞争性磋商采购方式管理暂行办法》第二十三条至第二十五条,"磋商小组采用综合评分法对提交最后报价的供应商的响应文件和最后报价进行综合评分",并详细规定了综合评分法的分值设置、评审得分和成交供应商推荐顺序等内容。

2.竞争性磋商程序比公开招标法定周期更短。如从磋商文件发出之日起至供应商提交首次响应文件截止之日止不得少于 10 日,而公开招标自招标文件开始发出之日起至投标人提交投标文件截止之日止,最短不得少于 20 日。项目实际操作中,可以根据需要,在较短时间内完成采购。

3.竞争性磋商易出现暗箱操作现象。竞争性磋商在具体操作中存在较多的主观因素,容易增加项目暗箱操作的风险,在实际采购过程中难免会出现权利交易、腐败贿赂等现象。

（二）竞争性磋商的优缺点

1.优点。

（1）可根据项目的需要,在较短时间内完成采购。从磋商文件发出之日起至供应商提交首次响应文件截止之日止最短只需要 10 日;澄清或者修改的内容可能影响响应文件编制的,在提交首次响应文件截止时间至少 5 日前书面通知所有磋商文件的供应商。

(2)可以充分协商明确采购需求,更具灵活性、适应性。通过磋商小组和供应商进行磋商,供应商能对项目有更好的理解,了解需求,因而更具有灵活性。

(3)两阶段磋商更能体现公平合理的原则。财政部《政府和社会资本合作模式操作指南(试行)》中规定:评审小组对响应文件进行两阶段评审。第一阶段,确定最终采购需求方案;第二阶段,综合评分。两阶段磋商的核心内容是"先确定采购需求,后采取竞争报价",该机制更好地把握项目要害,磋商小组与供应商双方能就项目分歧展开磋商,最终站在项目的同一立场,双方合作交流实现项目目标和需求,在此基础上也能更好地体现公平合理。

(4)采用综合评分法,有效控制了行业恶性低价竞争。采用竞争性磋商采购方式时,在"竞争报价"的阶段,由磋商小组采用综合评分法对供应商的响应文件和最后报价进行综合评分,综合评分最高者为成交供应商,价最低者成交不再是绝对,从而有效控制了恶性低价竞争的局面。价格不再是决定成败的唯一因素,在磋商的过程中,更多地考虑供应商的资质、能力是否满足项目需求,能否响应磋商文件,磋商结果为综合实力高者成交。这样可以使选择的供应商更适于项目,达成经济效益和社会效益双丰收。

2.缺点:竞争性磋商程序灵活,不便于规范采购行为,有可能出现供应商修改方案重新报价的现象,容易出现权利交易、腐败贿赂等现象。

(三)竞争性磋商的适用范围

1.政府购买服务项目。

2.技术复杂或者性质特殊、不能确定详细规格或者具体要求的。

3.因艺术品采购、专利、专有技术或者服务的时间、数量事先不能确定和不能事先计算出价格总额的。

4.市场竞争不充分的科研项目,以及可以扶持的科技成果转化项目。

5.按照《中华人民共和国招标投标法》及其实施条例必须进行招标的工程建设项目以外的工程建设项目。

七、政府采购方式的选择

确定合适的政府采购方式是政府采购的核心内容之一。政府采购方式的确定,不仅决定采购活动能否正常实施,甚至决定采购活动的成败。它关系到维护政府采购公开、公平、公正的原则性和提高政府采购效率的关系问题,是政府采购活动的重要内容。一般来说,一个国家对国内使用的采购方式及适用条件都有明确规定,但这些规定也只是相对而言,具体采用何种方式的总原则是有助于推动公开、有效竞争和物有所值的政府采购目标的实现。在实际采购工作中,既不能不管资金来源、不论资金金额大小、不分是否属于目录内采购项目一刀切地首选公开招标采购方式,也不能把应当以公开招标方式采购的项目化整为零或者以其他方式规避公开招标。要做到合法合规、科学高效地进行采购,就要认真学习、正确理解政府采购法律制度的内容,明确政府采购的范围及方式。

(一)前提与基础

在政府采购活动中采购方式的确定与选择,法律法规是前提,实践经验是基础。

1. 确定的前提——法律法规

确定与选择政府采购方式的前提是遵照相关的法律法规。《政府采购法》规定了集中采购目录和采购限额标准。政府采购目录决定了政府采购的范围和内容,限额标准决定是否采用公开招标采购方式。限额标准以上的项目应采用公开招标方式采购,如经公开招标未能成功,需采用非招标采购方式的,可由采购人或采购代理机构依法自行选择。

2. 确定的基础——实践经验

采购人员的实践经验对确定采购方式尤为重要。采购人员要考虑采购项目的具体情况,以及采购机构的自身情况。首先,确定采购方式,必须依据法律、法规的要求办理。其次,还要结合采购项目的具体情况,具体问题具体对待,不能把项目预算作为确定采购方式的唯一标准。对于不具备公开招标条件的项目,在选择其他方式时,更要具体情况具体分析,并按照有关规定选择合适的采购方式。因此,长期在一线从事政府采购工作的人员从采购实践中积累了一定经验,能够考虑相关因素,选择合适的采购方式。这不仅是采购项目正常实施的客观需要,更是采购规范化运行的重要保证。

(二)确定原则

按照《政府采购法》的规定,我国政府采购采用六种基本方式:公开招标、邀请招标、竞争性谈判、单一来源采购、询价、竞争性磋商,并确定公开招标应作为政府采购的主要采购方式。涉及具体的采购项目时,政府采购方式的确定由同级政府采购监管部门审批。据此,总结出以下几条确定原则。

1. 依法、依规,公开招标优先。确定采购方式,必须依照法律、法规的规定办理,任何人都没有超越法律法规的特殊权限。《政府采购法》第二十六条规定,公开招标应作为政府采购的主要方式。故在实际工作中,只要某一采购项目预算金额达到了公开招标限额标准就首先实行公开招标,而不能选择后面的采购方式。

2. 原则性与灵活性并行。在实际的采购工作中,不能简单地把采购项目的预算金额作为确定采购方式的唯一标准,还要结合采购项目的具体情况,具体问题具体对待。在采购实践中,有的项目尽管预算金额较大,但数量较少,且属于标准产品,规格标准、统一,价格变化幅度不大,则不适宜于公开招标;有的项目方案不细,技术复杂,没有办法计算出准确的价格,也不适宜于进行公开招标;而对于有些项目,尽管预算金额不大,但技术含量高,项目涉及内容多,价格变化幅度大,具备公开招标的条件,就应该采取公开招标方式。对于不具备公开招标条件而要采取非公开招标方式的项目,在选择其他采购方式时,更应该对项目进行具体分析,并按照有关规定,结合项目的具体情况,选择合适的采购方式。此外,应该考虑自身的条件和能力。进行公开招标需要具备一定的条件和能力,比如说编制招标文件的能力、组织招标活动的能力、组织评标的能力等,编制招标文件的能力和组织评标的能力是招标必须具备的条件。而在有些采购单位、采购代理机构,人员较少,专业知识缺乏,要想进行公开招标采购是不太现实的。

采购人员在长期的采购实践中积累了一定经验后,在确定采购方式时,可在遵守法律法规基本规定的前提下,通过对采购项目进行具体分析,并考虑相关因素,再选择合适的采购方式。

(三)政府采购方式的标准

政府采购方式通常的选择标准是,采购方式的选择要最大限度地满足政府采购的基本目标和一般原则。

1. 货物类项目采购可选方式

对于各种类型的货物,包含设备、材料等,此类项目采购组织形式应以集中采购为主,采购方式应以公开招标为主。另外,对于国务院各部委、各直属机构及其各级行政事业单位小批量采购急需的计算机、打印机、传真机、桌面多功能一体机、投影机和复印机等,还可采用协议供货的方式。除采购中心另行组织批量采购外,均应在协议供货范围内进行采购,不得采购协议供货范围外的非中标机型。

公立医院医疗设备采购由于其产品的繁杂性、技术的复杂性、价格的多样性、时间的不确定性等因素以及临床需求的特殊性,适宜选择公开招标和竞争性磋商的采购方式。

2. 工程类项目采购可选方式

工程采购主要是指建设工程,包括建筑物和构筑物的新建、改建、扩建、装修、拆除、修缮等。工程类项目采购方式应以公开招标为主,但是,由于受到许多因素的影响,竞争性磋商的方式也经常使用。

目前,工程量较复杂的项目评标方法普遍采用的是"综合评估法",即"综合评分法",但其中存在一定的缺陷,其授予评标人员的权力过大,人为因素会干扰中标结果,易造成招标投标中的不正当交易和腐败现象。因此,对于大多数通过技术、性能标准没有特殊要求且不复杂的建设工程项目,应尽量采用"经评审的最低评标价法",并逐步过渡到"最低评标价法",以便与国际接轨,并进一步完善我国的招标投标活动。

3. 服务类项目采购可选方式

服务类的采购主要是指除货物和工程以外的其他政府采购对象。按照政府采购目录分类,采购人采购的服务包括印刷出版、专业咨询及工程监理以及工程设计、信息技术及信息管理软件的开发设计、维修、保险、租赁、交通工具的维护保障、会议、培训、物业管理和其他服务等各类服务项目。

由于服务类采购项目属于第三产业,而第三产业的范围很宽,采购对象具有多样性、地域性、抽象性以及周期长等特点,涉及的采购内容非常复杂,其政府采购的可选方式也是多样化的,主要有公开招标、竞争性磋商、竞争性谈判和单一来源。近年来,中央和地方各级政府制定的集中采购目录中都对服务类采购项目做出了规定,但无论是形式上还是内容上都不尽相同,实践中多数政府采购服务类项目如会议、公务接待、设计咨询、信息服务等很多由预算单位自行分散采购,这类采购项目还需要逐步规范。

(四)公立医院政府采购方式的选择

公立医院政府采购方式有以下 5 种,其主要不同见表 3-2。

表 3-2　公立医院政府采购方式

内容	公立医院政府采购方式				
	公开招标	竞争性磋商	竞争性谈判	询价	单一来源
公告发布时间	5 个工作日	3 个工作日	3 个工作日	3 个工作日	5 个工作日
开标时间	招标文件发布后 20 日	采购文件发布后 10 日	采购文件发布后 3 日	采购文件发布后 3 日	

国务院办公厅印发《中央预算单位政府集中采购目录及标准(2020 年版)》(简称《中央目录及标准》),根据《中央目录及标准》规定,河南省财政厅制定了《河南省政府集中采购目录和标准》,对公开招标限额标准规定见表 3-3。

表 3-3　河南省公立医院政府采购公开招标限额标准

采购项目		公开招标数额标准	法律依据
货物		400 万	《河南省财政厅关于印发河南省政府集采目录及标准(2020 年版)的通知》豫财购[2020]4 号
服务		400 万	
工程	施工	400 万	国务院《必须招标的工程项目规定》国家发改委[2018] 第 16 号令
	设备材料	200 万	
	勘察设计、监理	100 万	

2023 年,17 个省区市(江苏、浙江、山东、广东、湖北、四川、河南、北京、安徽、陕西、上海、山西、天津、黑龙江、内蒙古、青海、海南)明确公开招标的限额标准为 400 万,400 万以下项目不用公开招标。

第四节　政府采购的程序

政府采购的程序包含以下几个阶段。

1. 政府采购项目立项。这是政府采购活动的首要环节,采购人要编制政府采购项目预算、进口产品论证意见及公示无异议证明(如果采购进口产品)。只有编制了政府采购预算,并且预算材料经过财政部门审批通过,才能开始实施政府采购。

2. 选择适当的采购形式和采购方式。根据采购项目是否在集中采购目录以内,选择集中采购形式或分散采购形式。结合采购项目的属性和采购效率,选择招标性采购方式和非招标性采购方式。

3. 编制采购文本。根据采购方式编制公开招标标书、竞争性磋商采购文件、竞争性谈判采购文件、单一来源采购文件、询价采购文件等。

4. 开评标阶段。采购人发出招标公告及招标文件,投标人根据招标文件要求编制投标文件,准备投标响应的证明材料,并在规定时间现场投标或网上电子投标。采购人或采购代理机构在规定的时间组织开标、评标、确定中标人。

5. 质疑与投诉。参与采购活动的供应商认为下列事项使自己权益受到损害的,可在采购公告发布后、收到采购文件后、评审排序结果公布后7个工作日内,向招标采购办公室提出书面质疑,供应商应一次性提出针对同一采购程序环节的质疑。招标采购办公室接到书面质疑后应在7个工作日内作出答复,并以书面形式通知质疑供应商和质疑相关的供应商,答复的内容不得涉及商业秘密。提出质疑的供应商对招标采购办公室答复不满意的,可以在收到书面答复之日起15个工作日内,向医院监督部门反映。

6. 中标及签订采购合同。不管采取何种采购方式,除废标之外,都要形成采购结果,采购人根据评标结果和供应商签订合同,这标志着政府采购活动的竞争性部分已经完成。为了保证采购合同顺利实施,供应商被要求按一定的标准缴纳履约保证金。

第四章 公立医院政府采购内部控制的专业知识

第一节 公立医院政府采购内部控制的理论

一、公立医院政府采购内部控制的相关概念

(一)公立医院政府采购内部控制的定义

国际上,目前学术界广泛接受的内部控制的定义,是1992年美国COSO委员会发布的"内部控制整体框架"概念。即内部控制是由公司董事会、管理层和其他员工共同实施的一个过程,目的是实现经营活动合法合规、财务报告的真实可靠、提高经营活动的效果和效率等目标。该内部控制整体架构主要包含五项要素。

在我国,财政部于2008年颁布的《企业内部控制基本规范》基本采用了美国广义内部控制的定义。2012年财政部颁布的《行政事业单位内部控制规范(试行)》对行政事业单位内部控制的定义是:单位为实现控制目标,通过制定制度、实施措施和执行程序,对经济活动的风险进行防范和管控。我国明确了行政事业单位内部控制定义。

综合以上定义,本书提出公立医院政府采购内部控制的定义为:公立医院为了合理保证政府采购合法合规、资产安全有效使用、报告信息真实完整、有效防范舞弊预防腐败、提高政府采购效率效果,通过制定制度、执行程序和实施措施对医院的政府采购业务进行规范、政府采购风险进行管控的过程。公立医院政府采购内部控制实施主体包括医院领导班子、采购部门等相关职能科室及人员、相关临床科室及人员、内部审计和监察科室及人员。

(二)公立医院政府采购内部控制的目标

内部控制建设起点是内部控制目标的设定。一般而言,公立医院内部控制的目标要和公立医院单位的总体目标一致,而公立医院政府采购内部控制作为医院整体内部控制的一个子系统,其内部控制目标与医院整体内部控制目标也是一致的。概括地讲,防范政府采购活动风险,提高政府采购及内部控制水平。具体可细分为以下五个方面:保证

政府采购合法合规、保证资产安全使用有效、保证报告信息真实完整、有效防范舞弊预防腐败、提高政府采购效率效果。其总体目标为防范政府采购活动风险,提高政府采购管理水平。如图4-1所示。

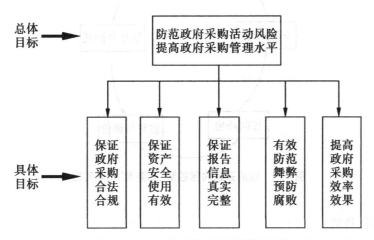

图4-1　公立医院政府采购内部控制目标

（三）公立医院政府采购内部控制的"五要素"

根据美国COSO委员会发表的《内部控制——整体框架》、2012财政部印发的《行政事业单位内部控制规范（试行）》、2015年财政部《内部控制建设指导意见》、2016财政部《加强政府采购内部控制管理的指导意见》等文件精神,可以将公立医院政府采购内部控制的"五要素"归纳为控制活动、控制环境、风险评估、信息与沟通、评价与监督。如图4-2所示。"以评促建"持续改进,形成闭环管理。如图4-3示。

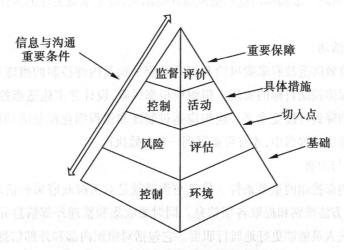

图4-2　政府采购内部控制"五要素"

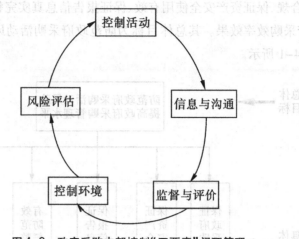

图4-3 政府采购内部控制"五要素"闭环管理

第一,控制环境。

它决定了组织内部控制的基调,影响内部控制的贯彻执行、运行目标的实现。具体包括组织架构、发展战略、运行机制、人力资源和组织文化、社会责任等要素。

第二,风险评估。

它是内部控制的切入点。根据《行政事业单位内部控制规范(试行)》(简称《规范》)要求,医院每年应组织开展一次风险评估工作。风险评估包括设置目标、风险识别、风险分析、风险应对。医院风险识别方法可以采用流程图法进行,有效的风险识别应当形成政府采购风险清单或风险矩阵,并确保风险清单或风险矩阵的完整性和持续更新。医院风险分析包括两大核心内容:风险可能性和风险大小。风险应对包括四种方法:规避、降低、转移和承受风险。采购部门应根据风险评估结果,确定重点关注的风险因素,提醒院领导重点关注。

第三,控制活动。

它是能够有效防范政府采购风险和提升政府采购及内部控制的措施和方法。控制活动将有力地保障控制目标的实现。组织应根据风险,设计并实施适当控制活动,以确保将风险的影响降到可接受水平。组织应通过制度和流程固化控制活动要求。控制活动只有固化在制度流程当中,才有可能得到一贯有效执行。

第四,信息与沟通。

它是实施内部控制的重要条件。信息与沟通就是对医院政府采购活动进行正确记录,采用适当的方法辨别和提取各项信息。同时要收集和整理外部信息并加以沟通,使医院管理层相关人员能够更好地履行职责。它包括对组织内部和外部信息的收集机制、沟通机制。确保内部控制信息及时收集,准确、完整地传递,并正确有效应用。良好的信息沟通有助于提高内部控制的效率和效果。

第五,监督与评价。

它是实施内部控制的重要保障,是使内部控制成为闭环的重要组成部分。监督分为内、外部监督。内部监督设有审计、监察,分别基于"管事""管人"两个视角对医院政府采购内部控制进行监督。内部监督从实施频率可分为日常监督和专项监督。外部监督有外审监督、主管监督、上级监督等多种监督形式。评价是对内部控制是否合理、健全、有效进行评价。评价分为自我评价和外部评价。

(四)公立医院政府采购内部控制的整体框架体系

2013 版 COSO 内部控制体系对各类主体的内部控制体系建设均有重要参考意义。现阶段,企业内部控制在理论研究和实践成果上远远成熟于行政事业单位内部控制,随着医改的不断推进,公立医院的管理方式必将越来越贴近企业管理方式。公立医院政府采购内部控制虽然是一个业务层面的内部控制,但它麻雀虽小五脏俱全,内部控制的"五要素"同样存在。因此,公立医院政府采购内部控制建设过程中,可以《规范》为最低要求,参考 2013 版 COSO 内部控制整体框架,将公立医院政府采购内部控制的目标、要素、主体和方法有机组织起来,形成具有公立医院特色的政府采购内部控制框架体系,如图 4-4 所示。

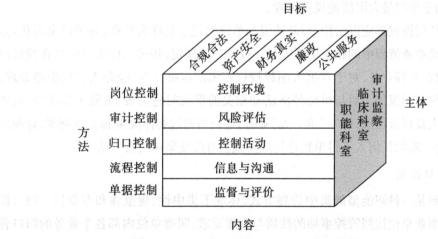

图4-4　公立医院政府采购内部控制框架体系

公立医院内部控制框架体系为立方体结构,控制目标、内容、方法和主体各为立方体的一个侧面,四者相互作用,形成一个政府采购内部控制系统整体。公立医院政府采购在搭建内部控制体系过程中,要注意内部控制"五要素"五大内容的建设,每个内容都要兼顾五大目标的实现,全院涉及政府采购业务的所有科室通过实施"五要素"相应的管理要求来确保各个目标的实现。

二、公立医院政府采购内部控制的主要方法

(一)不相容岗位相互分离控制

不相容岗位相互分离控制是内部控制体系中基本的控制手段,集中体现了相互制衡基本原则。其设计原理在于两个以上人员无意识地犯同样错误的可能性很小,有意识地合伙舞弊的可能性也低于一人舞弊的可能性。不相容岗位相互分离控制要求全面系统分析、梳理业务活动中所涉及的不相容职务,明确划分职责权限,实施相应的分离措施,从而形成相互监督、相互制衡的工作机制。不相容岗位相互分离对于遏制舞弊行为具有重要作用。政府采购应该分离的不相容职位有:制定采购计划与审批、授权审批与业务执行、采购执行与采购验收、采购执行与监督检查。

(二)内部授权审批控制

内部授权审批控制是单位根据常规授权和特别授权的规定,明确单位内部各部门、下属单位、各岗位日常管理和业务办理的所授予权限范围、审批程序和相应责任。内部授权审批控制关系到单位内部的资源配置和资产使用效益,是行政事业单位内部控制的重要方法。完善的内部授权审批制度将有助于明确岗位权力和责任,层层落实责任,层层把关,有助于单位最大限度地规避风险。

医院的任何授权都应以法律、行政法规和单位的规章制度为依据,并予以书面化,通知到经济活动业务流程中的相关工作人员。授权一经确定,相关工作人员应当在授权范围内行使职权、办理业务,对于审批人超越授权范围的审批业务,经办人有权拒绝办理,并向上级授权部门报告。对与单位经济活动相关的重大问题决策、重要干部任免、重要项目安排及大额资金使用,即"三重一大"业务,还应当通过集体决策和会签制度,合理保证决策科学性,确保任何人不得单独进行决策或擅自改变集体决策意见。

(三)归口控制

归口控制是一种职能型的集中管理方式,体现了集中性、规范性和专业性。归口控制是指行政事业单位按照管控事项的性质与管理要求,明确单位内部各个业务的归口管理责任单位的控制方法。医院的政府采购工作如果没有统一的管理和监控,就容易导致经济资源流失和财务信息失真。还有一些经济活动涉及的内部部门较多,需要各部门协调完成,如果不进行统一管理,明确权力和相应的责任,一旦发生问题,各部门就可能互相推诿,影响经济活动的顺利开展。单位可以根据经济活动的业务性质,将同类的业务或事项由一个部门或者岗位进行统一管理,如收入归口管理、资产归口管理、合同归口管理等。医院应当设置专门负责政府采购的归口管理部门,统一进行政府采购业务管理。

(四)预算控制

预算是指单位根据工作目标和计划编制的年度财务收支计划,由收入预算和支出预

算组成,反映预算年度内单位的资金收支规模和资金使用方向,为单位开展各项业务活动、实现工作目标提供财力支持。预算控制要求单位要强化对经济活动的预算约束,使预算贯穿于经济活动的全过程。需要注意的是,预算控制不同于预算业务控制,预算业务控制是对预算业务的控制,包括预算编制、预算审批、预算执行等环节实施的有效控制,在该业务控制中可以选择不相容岗位相互分离等各种控制方法,而预算控制,本身是一种方法,在行政事业单位的经济活动中发挥着事前计划、事中控制、事后反馈的作用。医院政府采购活动应严格按照预算进行办理,对无预算或超预算的项目进行严格控制。

（五）资产保护控制

它是指医院在资产购置、使用和处置过程中对资产进行的保护,以确保资产安全和使用有效。医院应该根据相关法律法规和本单位实际情况对资产进行分类管理,建立健全资产日常管理制度、定期清查制度、资产控制制度和岗位责任制,强化检查和绩效考评,采取资产购置、资产登记、实物保管、定期盘点、账实核对、处置报批等措施,确保医院资产安全和使用有效。

（六）单据控制

单据控制是指对医院经济活动中外部来源的报销凭据和医院内部形成的表单予以控制的方法,该方法是根据我国行政事业单位的实际情况提出的创新的控制方法。加强单据控制主要包括单据制度化和使用、管理单据规范化两个方面。单据制度化指医院应在单位内部管理制度中明确各项经济活动所涉及的表单和票据;使用和管理单据规范化是指相关工作人员必须按照规定使用和管理表单和票据,具体包括填制、审核、归档、保管单据的全环节和全过程,避免单据使用不当、管理不善等情形的发生。

（七）信息内部公开控制

信息内部公开是指对某些与经济活动相关的信息,在单位内部的一定范围内按照既定的方法和程序进行公开,从而达到加强内部监督,促进部门间沟通协调以及督促相关部门自觉提升工作效率的有效方法。"阳光是最好的防腐剂",公开透明是监督的最好方式,因此,信息公开也是一种内部控制的方法。

医院应当建立健全经济活动相关信息内部公开制度。根据国家有关规定和单位的实际情况,明确信息内部公开的内容、范围、方式和程序,医院还可以在搭建信息公开平台、建立健全工作机制、规范信息公开流程、深化信息公开内容、完善信息公开基础等方面进行努力,建立信息公开责任机制,完善信息公开制度,规范和细化信息公开内容,拓宽信息公开渠道,创新信息公开方式,扩大信息公开覆盖面。以信息化为平台,及时收集各方的反馈意见,构筑医院、工作人员以及内外部相关机构、人员的互动机制。财政部2017年颁布了《关于进一步做好政府采购信息公开工作有关事项的通知》,旨在提高政府采购的透明度。

三、政府采购内部控制建设实施路线

(一)政府采购内部控制组织机构

根据《行政事业单位内部控制规范(试行)》第三章第十三条规定,医院"应当充分发挥财会、内部审计、纪检监察、政府采购、基建、资产管理等部门或岗位在内部控制中的作用"。其中,财会部门是医院内部控制的管理部门,负责内部控制的组织、建设和实施;内部审计部门负责医院内部控制的监督检查;纪检监察部门负责医院内部控制工作的监察管理;政府采购部门负责采购方面的内部控制工作;基建部门负责建设项目的内部控制;资产管理部门负责固定资产管理的内部控制;仓储部门负责存货管理的内部控制;科研管理部门负责科研经费管理的内部控制等。因此,医院政府采购内部控制建设应由政府采购部门牵头,联合财务、审计、监察等部门共同完成。

(二)诊断公立医院政府采购内部控制现状

医院在开展政府采购内部控制建设之前,应先对医院政府采购基础情况进行摸底评价,然后有重点、有针对性地开展内部控制建设。医院可使用检查、询问、调查问卷、分析程序、观察等方法,从总体上和具体细节上根据评价指标的要求,罗列出可能需要的文件、报告、会议纪要等证明材料,为内部控制基础性诊断做好准备工作。医院可以按照《行政事业单位内部控制基础性评价指标评分表》及其填表说明,组织开展内部控制基础性评价工作,诊断政府采购内部控制现状。基础性评价覆盖政府采购全流程,为医院开展风险评估和控制奠定基础。

1. 建立医院政府采购内部控制体系。医院应从控制环境、风险评估、控制活动、信息与沟通、监督与评价五个方面建立政府采购内部控制体系。控制环境即相当于单位层面内部控制,为整个政府采购内部控制提供一个良好的生存土壤。控制环境建设,应致力于形成一个科学高效、分工制衡的组织机构,建立科学制衡的工作机制,对关键岗位和关键人员进行科学有效的管理。

政府采购风险评估由目标设定、风险识别、风险分析及风险应对等过程组成,旨在识别并分析医院政府采购活动中的重要风险,提出重大风险应对策略,确定医院政府采购内部控制的重点。

从政府采购业务内容、相关管理制度以及采购业务流程图三个方面对政府采购业务进行梳理,对政府采购各环节、路径、节点、资料文档等完善内部控制措施,尤其是对政府采购关键风险点要加强内部控制建设。

医院应加强信息与沟通控制,梳理信息与传递过程中各个环节,建立科学的信息收集、传递方式,明确内部控制相关信息的收集、处理和传递程序,确保信息及时沟通,促进内部控制有效运行。此外随着大数据、信息化技术的应用日益广泛,医院应建立健全信

息系统。

通过对医院政府采购内部控制建立与实施的有效性开展监督检查与评价,进一步促进医院政府采购精细化管理更上一层楼。

2.政府采购内部控制建设成果。包括政府采购现状调研报告、政府采购活动风险评估报告、政府采购内部控制方案(制度、流程、风险控制矩阵)。

第二节　公立医院政府采购内部控制评价的理论

一、公立医院政府采购内部控制评价的相关概念

(一)政府采购内部控制评价的定义

《行政事业单位内部控制规范(试行)》第六十三条规定,单位负责人应当指定专门部门或人员负责对单位内部控制的有效性进行评价并出具内部控制评价报告。

《关于开展行政事业单位内部控制基础性评价工作的通知》中指出行政事业单位的内部控制评价一方面是明确单位内部控制的基本要求和重点内容,使单位在内部控制建设过程中做到有的放矢,从而围绕重点工作开展内部控制体系建设;另一方面旨在发现现内部控制的薄弱环节和不足之处,有针对性地建立内部控制体系。通过用内部控制评价推动内部控制建设与实施的方式,推动各单位完成内部控制建立以及真正有效地实施所建立的内部控制制度。

综上所述,本书认为公立医院政府采购内部控制评价是指由医院管理层指定专门科室或者专人,对医院政府采购内部控制的有效性进行全面评价,得出评价结论,出具评价报告的过程。医院政府采购内部控制评价包括对内部控制设计有效性和运行有效性的评价。内部控制设计有效性是指为实现政府采购控制目标所必需的内部控制要素都存在并且设计恰当;内部控制运行有效性是指现有内部控制按照规定程序得到了正确执行。政府采购内部控制评价是医院政府采购内部控制体系的重要一环,是保障政府采购内部控制体系不断完善、不断落实并达成政府采购内部控制目标的关键。

(二)政府采购内部控制评价的实施主体

医院内部控制评价的实施主体可以是单位内部审计机构,也可以是单位专门设立的内部控制评价机构,还可以是外部专业机构。

内部审计机构在单位处于相对独立的地位,其工作内容、业务专长与内部控制评价工作有着密切的关联。单位负责人可以考虑授权内部审计部门负责本单位内部控制评价的组织和实施。

医院也可根据自身条件设立专门的内部控制评价机构,如有些单位设立风险与内部控制管理委员会,下设风险与内部控制办公室,简称风控办公室。

医院还可以委托外部专业机构实施内部控制评价。需要明确的是,为单位提供内部控制建设或内部控制审计服务的中介机构,不得同时为单位提供内部控制评价服务。外部专业机构为单位提供的内部控制评价是一种非保证服务,单位内部控制评价报告的有效性由本单位自身承担。

(三)政府采购内部控制评价的客体

内部控制评价即对内部控制的有效性发表意见。因此,内部控制评价的内容即政府采购内部控制的有效性。政府采购内部控制的有效性,是指医院建立与实施内部控制对实现控制目标提供合理保证的程度。由于受内部控制固有限制(如评价人员的职业判断、成本效益原则等)的影响,内部控制评价只是为政府采购内部控制目标的实现提供合理保证,而不能提供绝对保证。政府采购内部控制评价的有效性包括政府采购内部控制设计的有效性和政府采购内部控制执行的有效性。评价政府采购内部控制执行的有效性应当着重考虑以下几方面:相关控制在评价期间是如何运行的、相关控制是否得到持续一贯运行、实施控制的人员是否具备必要的权限和能力。政府采购内部控制设计的动态调整性和执行的有效性应该成为医院内部控制评价的重点。

(四)政府采购内部控制评价的原则

1. 全面性原则。内部控制评价应当贯穿于单位的各个层级,确保单位各类经济业务活动的全面覆盖。评价内容包括内部控制的设计和运行两方面。政府采购内控评价范围应覆盖政府采购工作的全过程的内控设计和运行情况,涵盖政府采购涉及的所有相关部门和岗位。全面性原则有助于保证医院政府采购内部控制评价工作的广度。

2. 重要性原则。内部控制评价应该在全面评价的基础上,重点关注重要业务事项和高风险领域,特别是涉及内部权力集中的重点领域和关键岗位,着力防范可能发生的重大风险。在选取评价样本时,优先选取涉及金额较大、发生频次较高的业务,如"三重一大"事项。

3. 风险导向原则。内部控制评价应当针对单位内部管理的风险隐患和薄弱环节,特别是已经发生的风险事件及其处理整改情况。依据风险原则关注风险领域、风险点业务和流程,如不相容职责的分离、政府采购合法合规性等。

4. 一致性原则。评价的标准、范围、程序和方法等应保持一致,以确保评价过程的准确,以及评价结果的客观、可比。一致性原则可以制约和防范工作人员通过变更评价方法和程序,在评价过程中弄虚作假、有意掩盖内部控制缺陷的行为。

5. 及时性原则。评价应按照规定的时间间隔持续进行,当管理环境发生重大变化时,应及时进行重新评价。若是评价工作不及时,有可能丧失对内部控制缺陷进行整改的最佳时机,不利于内部控制体系的自我完善。公立医院每年应至少进行一次全面的内部控制评价工作。

6.成本效益原则。内部控制评价应当以适当的成本实现科学有效的评价。

评价政府采购内部控制效果时,应权衡行为所带来的收益及行为所带来的成本,以选择恰当的行为方式。但在考虑成本效益原则的同时,也需考虑社会效益,如某些可能影响医院公益形象和患者满意度的风险,即使评价工作花费的成本较高,但仍然应该实施。

二、公立医院政府采购内部控制评价的主要方法

(一)流程图法

该方法通过查看流程图帮助评价人员清晰地看到被评价医院内部控制体系如何运行、政府采购业务的风险点和控制措施,有助于发现内部控制体系设计的缺陷。

(二)抽样法

抽样法是指抽取代表性的样本进行调查和测试,根据样本来推断总体状况的一种评价方法。该方法常用于医院业务流程内部控制有效性的评价。采用这种方法的重点在于确定抽样的总体范围和样本的选取方法。其中,样本总体应该适合测试的目标,且包括了所有的样本。样本的选取方法包括随机或计算机辅助技术选样、系统选样、随意选样等。

(三)穿行测试法

穿行测试法是指通过抽取一份全过程的文件,按照被评价医院规定的业务处理程序,从头到尾地重新执行一遍,以检查这些经济业务在办理过程中是否执行了规定的控制措施,并通过其处理结果是否相符,来了解整个业务流程执行情况的评价方法。业务流程检查要求样本尽量贯穿整个流程,一些抽样可以选择逆向检查,即先从会计凭证着手抽取样本向前追溯,进而对业务流程控制设计和运行的有效性做出评价。一般情况下,只需选择若干重要环节进行验证;对特别重要的业务活动,则必须进行全面的检查验证,以免造成不应有的失误。

(四)实地观察法

实地观察法主要针对业务层面内部控制,通过使用统一的测试工作表与实际业务、财务单证进行核对的方法进行控制测试。如对财产进行清查盘点;对库存物资的出、入库等控制环节进行现场查验;对现金、物资、有价票据进行现场盘点,检查入库单是否及时录入管理信息系统;检查收取票据备注栏是否及时注明本院名称,印鉴是否分开保管、网银卡和密码是否由不同人员保管等。

(五)比较分析法

比较分析法是通过数据分析,针对同一内部控制的内容和指标,在不同时间和空间进行对比,来说明实际情况与参照标准的差异。如对医院采购控制进行分析时,可以采用本期实际采购数和预算数作对比,找出超预算的项目进行重点审查。

(六)个别访谈法

个别访谈法是指根据评价的需要,对被评价医院员工进行单独访谈,以获取有关信息。该方法主要用于了解医院内部控制的基本情况。评价人员在访谈前可根据内部控制评价目标和要求形成访谈提纲,如有必要可先提供给受访者以便做好准备,受访者主要是医院领导、相关科室负责人或一般医务人员。评价人员在访谈结束后应撰写访谈纪要,如实记录访谈内容。

(七)问卷调查法

问卷调查法是指评价人员利用问卷工具使得受访者只需做出"是或否"或"有或无"的简单回答来评价医院内部控制情况的方法。受访者的选取口径要涵盖政府采购业务全过程各个层级的人员代表,这样调查结果才具有可信度。

(八)自我评估法

自我评估法是指根据内部控制目标由医院管理层和员工共同定期或不定期地对内部控制体系的有效性实施自我评估的方法。自我评估方法关注业务的过程和控制的成效,目的是使管理层了解医院内部控制存在的缺陷及可能引起的后果,从而自行采取行动改进状况。

三、政府采购内部控制评价模式的选择

医院政府采购内部控制评价因素较多,每个指标因素都只能反映某一方面的业务和内容,要对医院政府采购内部控制的总体情况进行概括评价,还需要在确定评价指标体系的基础上建立评价模型,以便进行综合的评价。

综合评价法就是将所要评价的对象进行综合性的分析,全方位、多角度地考量各个影响因素的不同作用,进而判断总体的实际评价。由于政府采购内部控制评价需要考虑多种因素,而且这些因素往往具有一定程度的模糊性,难以用定量方法计量,因此,目前研究者对此类问题多采用模糊综合评价法进行定量评价。

(一)模糊综合评价法原理

模糊集合理论的概念是由美国自动控制专家查德(LA. Aadeh)教授于1965年提出的,在综合评价中得到了广泛应用。模糊综合评价法是一种基于模糊数学的综合评价方法,是现代管理研究方法中评价具有模糊性的对象广泛使用的科学方法。该综合评价法

将模糊、定性、不易确定边界的评价指标量化，从而对评价对象进行一个总体的定性评价。模糊综合评价模型由因素集、评语集、权重集、评价矩阵组成。模糊综合评价法适用于受到多种因素限制或影响的事物或物体的不确定性问题的求解，它具有结果清晰明了、系统性强的特征。

模糊综合评价法的基本思路是运用模糊数学的基本原理，建立模糊综合评价指标集和指标的评价集，确定出评价标准和等级并将被评价内容分为若干要素，借助隶属函数和模糊统计，求出指标隶属度，建立模糊综合评价模型进行等级评价。

（二）模糊综合评价法的一般步骤

第一，构建模糊综合评价指标体系。模糊综合评价指标体系是进行综合评价的基础，评价指标的选取是否适宜，将直接影响综合评价的准确性。评价指标的构建应广泛涉猎该评价主体所属行业的资料和相关法律法规文件要求。第二，构建好权重向量。通过专家经验法或者AHP层次分析法构建好权重向量。第三，构建评价矩阵。建立适合的隶属度从而构建好评价矩阵。第四，评价矩阵和权重的合成。采用适合的合成因子对其进行合成，并对结果向量进行解释。

（三）模糊综合评价法的优点

应用模糊综合评价模型对医院政府采购内部控制进行评价，具有结果清晰、系统性强的特点，有较强的可操作性。同时，可以根据评价结果进行各种影响因素的调整、优化、组合，及时了解医院政府采购内部控制存在的问题，对于客观、准确地建立医院政府采购内部控制评价体系有很大的促进作用。该综合评价法能较好地解决模糊的、难以量化的问题，适合各种非确定性问题的解决。

医院应该结合自身的特点和评价目标，运用模糊综合评价方法原理构建医院内部控制评价模型，帮助医院明确内部控制的实际情况，发现内部控制缺陷，通过改进不足，完善内部控制系统，进而促进医院深化改革和健康持续发展。

四、政府采购内部控制评价实施程序

（一）评价工作组织

内部审计部门负责并组织成立内控评价工作小组，定期开展医院内部控制评价工作，必要时可聘请外部专业机构参与评价。医院需明确内控评价小组成员及相应职责，内控评价工作小组设置组长一名。评价工作小组主体人员应挑选各职能部门中具备专业胜任能力、形式上和实质上都独立、职业道德素质高的评价人员。进行内部控制评价时要确保这些人员掌握医院内部控制评价相关的规章制度、工作流程、评价方法、工作底稿的填制要求、缺陷认定标准、评价人员权利和义务、评价工作的纪律要求、评价中的重点领域等，以便获得更加公正、客观、合理的评价结果。

(二)评价工作方案

内控评价工作小组根据医院实际情况及针对外部监管要求,以内部控制为主线,分析单位开展政府采购经济活动过程中的高风险和重要业务事项,编制《政府采购内部控制评价工作方案》。报经院长办公会、党委办公会审议批准后实施。

《政府采购内部控制评价工作方案》应当包括内部控制评价范围、工作任务、人员组织、进度安排和费用预算等内容。一般医院在内部控制建设初期,应当开展全面综合评价以推动内部控制工作的深入有效开展。内部控制建设趋于成熟后,可在全面综合评价的基础上,以专项评价或个别评价为补充,从而提高内部控制评价工作的效率和效果。

(三)评价实施

1. 职能部门自评。政府采购部门对本部门涉及的控制活动进行控制评价,编写内部控制自评报告,各职能部门负责人审核后,提交内控评价工作小组。

政府采购部门在进行内控控制自我评价时,内控评价工作小组需进行相关指导,对于政府采购部门在内部控制自我评价过程中提出的问题予以解答。

2. 主责部门抽查。内控评价小组进入现场,综合运用个别访谈、调查问卷、专题讨论、穿行测试、实地查验、抽样和比较分析等方法,收集内控设计和运行的证据,按照评价的具体内容,形成政府采购内部控制评价工作底稿,研究分析内部控制缺陷。评价人员应遵循客观、公正、公平的原则,如实反映检查测试中发现的问题,并及时与相关部门人员沟通。

内部控制评价工作底稿应详细记录评价人员执行评价工作的内容,主要包括测试人员信息、测试时间、测试样本说明、评价要素、主要风险点、采取的控制措施等。评价工作底稿应进行交叉复核签字,并由评价工作组负责人审核后签字确认。评价工作组将评价结果及现场评价报告提交被评价单位,由被评价单位相关负责人签字确认后,提交单位评价工作组。

(四)内部控制缺陷认定

1. 内部控制缺陷的分类

按照内部控制缺陷的成因,内部控制缺陷分为设计缺陷和运行缺陷。按照影响医院内部控制目标实现的严重程度,内部控制缺陷分为重大缺陷、重要缺陷和一般缺陷。重大缺陷是指一个或多个控制缺陷的组合,可能导致医院严重偏离控制目标。当医院存在任何一个或多个内部控制重大缺陷时,应当在内部控制评价报告中做出内部控制无效的结论。重要缺陷是指一个或多个控制缺陷的组合,其严重程度低于重大缺陷,但仍有可能导致医院偏离控制目标。重要缺陷不会严重危及内部控制的整体有效性,但也应当引起医院管理层的高度重视。一般缺陷是指除重大缺陷、重要缺陷以外的其他控制缺陷。

2. 内部控制缺陷认定标准

医院应当根据《行政事业单位内部控制规范（试行）》，结合自身情况和关注的重点，自行确定内部控制重大缺陷、重要缺陷和一般缺陷的具体认定标准。

3. 内部控制缺陷最终认定

内控评价工作小组应当根据现场测试结果，认定内部控制缺陷，编写内部控制缺陷认定汇总表，说明内部控制缺陷及其成因、表现形式、影响程度等。

内部控制缺陷认定汇总表由内控评价小组组长审核。如有重大内部控制缺陷，则需提交医院党政联席会决策机构集体审议认定。

五、内部控制评价报告

内部控制评价报告是内部控制评价工作的结论性成果。医院可参照《企业内部控制评价指引》的规定，结合政府采购内部控制评价工作底稿、内部控制缺陷汇总表及整改意见，编制政府采购内部控制评价报告。评价报告一般至少包括下列内容。

（一）对内部控制报告真实性的声明

医院应声明对报告内容的真实性、准确性、完整性承担个别及连带责任，保证报告内容不存在任何虚假记载、误导性陈述或重大遗漏。

（二）内部控制评价工作的总体情况

如医院政府采购内部控制评价工作的组织、领导体制、工作总体方案和进度安排、组织协调和汇报途径以及评价工作小组的独立性情况等。

（三）内部控制评价的依据

医院开展政府采购内部控制评价工作所依据的法律法规和规章制度。如《行政事业单位内部控制规范（试行）》和医院内控手册及相关内部管理制度。

（四）内部控制评价的范围

内部控制评价主要对被评价的单位、重点关注的高风险领域和纳入评价范围的业务事项进行评价，主要分为全面评价和专项业务评价。内部控制评价的范围涵盖医院同级及所属单位的各种经济业务和事项，医院应该在全面评价的基础上突出重点，确保不存在重大遗漏。

（五）内部控制评价的程序和方法

内部控制评价工作遵循的基本流程以及评价过程中采用的主要方法。

（六）发现的内部控制缺陷及其认定

说明医院内部控制缺陷的具体认定标准和认定程序，并对与以前标准一样或做出的适当调整及其原因作出声明。根据内部控制缺陷的认定标准，判定本次检查中内部控制存在的重大缺陷、重要缺陷和一般缺陷。

（七）内部控制缺陷的整改情况及重大缺陷拟采取的整改措施

对于评价期间发现的但在评价期末已完成整改的重大缺陷予以描述，说明单位对该重大缺陷相关的内部控制还是有效的。对于评价期末存在的内部控制重大缺陷，应阐明拟采取的整改措施以及对整改后的预期效果进行了解。

（八）内部控制有效性的结论

对医院内部控制不存在重大缺陷的情形，可以出具评价期末内部控制有效性结论；对于存在重大缺陷的情形，不能做出内部控制有效的结论，并应该对该重大缺陷的性质以及其对实现相关控制目标的影响程度、可能给医院经济活动带来的相关风险进行描述。自内部控制评价报告基准日至内部控制评价报告发出日之间发生的重大缺陷，评价工作小组应该对此进行核实，根据核查结果调整内部控制评价报告的结论。

第五章 公立医院政府采购及内部控制存在的问题

第一节 公立医院政府采购容易发生的问题

公开招标是政府采购的主要方式。当前,医院政府采购公开招标管理的现状不容乐观,还存在诸多亟待解决的问题,这些问题主要表现政府采购中标价虚高,公开招标采购成本较高;招标文件的编制和审核有漏洞;公开招标过程中质疑频繁;政府采购人力资源素质有待提高;招标代理机构的选取有失公允等方面。

一、政府采购公开招标成本虚高

政府采购成本难以控制制约着医院政府采购及内部控制工作的成效。不同于一般的采购行为,公立医院需要采购数量众多且品类复杂的医疗器材设备,这些设备大多是国外进口设备,采购方式、汇率结算、价格波动、市场变化、运输成本等都直接影响医院政府采购成本。同时,公立医院采购部门人员有限且人员素质有待提高,往往不能及时制定采购计划,而且面对全球医疗设备市场,也没有充足的时间和信息来进行综合对比,也使采购成本难以控制。采购成本管理制度建设缺失,使成本管理无章可循,增加了医院的成本。

政府采购公开招标采取一次报价,没有价格二次磋商的程序设置,如果采购人前期价格调查工作不充分,项目预算价制定偏高,加之医疗精密设备项目投标商竞争不充分,造成医院政府招标采购价格虚高的现象时有发生。政府采购非但没有达到节省资金的目的,反而出现了资金浪费的问题,严重违背了国家政府采购的设计初衷。

二、招标文件的编制与审核有漏洞

招标采购文件是采购活动的核心,是投标人编制投标文件和评标专家评审的主要参考依据,具有重要意义。实际工作中,不少医院的采购文件都是委托招标代理公司编制,然而由于招标代理人员的业务水平不一,更因为其对采购人采购项目具体情况不甚熟悉,在投标人资格设置、评分办法、合同内容等方面有编制不科学、不合理或有倾向性的现象,直接影响评标结果的公平公正性。同时,采购文件的审核工作流于形式,不专业、不细致,较为普遍,两者可能导致采购人采购结果不能满足实际需要或使医院经济利益受损。

1. 投标人资格要求是导致投标人是否可以参与投标的直接因素。除项目有特殊要求外,资格要求满足《政府采购法》第二十二条规定即可,投标人必须具有独立承担民事责任的能力,并应出具依法缴纳的社保和纳税证明、经会计师事务所审计的财务报表或资信证明、信用中国和中国政府采购网上的信用记录查询、参加政府采购活动前三年内在经营活动中没有重大违法记录的声明等。如项目有特殊需求,必须设置额外的资格要求时,招标人应根据招标项目的特殊要求,规定投标人的特定条件。如果资格要求设置过高或不符合项目实际需求,可能导致项目竞争力不足或使更具实力的投标人无法参与投标的现象出现,增加了投标人异议质疑的风险。从某种程度上来说,将影响采购质量、延长采购时间、增加采购成本,会严重妨碍采购活动的公平公正。

2. 招标人与投标人签订采购合同时,经常就最终签订的合同是否必须与招标文件中的合同格式完全一致产生疑问。合同条款是招标文件的重要组成部分,包括的主要内容有甲乙双方的权利和义务、付款方式、服务或交货时间以及产出成果要求等,这些都是投标人需要实质响应的内容,需要在招标文件中明确,且签订合同时不得修改。

招标文件中的合同内容存在诸多亟待改进的地方。合同内容违反国家法律法规或国家行业政策的内容;合同内容和条款缺乏严密性或文字表述不严谨,导致合同未准确表达,造成重大误解;针对频繁发生的经济事项,未设计统一的合同模版,导致合同审核工作难度及工作量加大;审计、法务等相关部门未严格审核合同条款,导致合同审核流于形式;合同条款中存在未明确约定的事项或约定不当事项,没有及时补充、变更协议,导致医院经济利益遭受损失或面临诉讼风险;对合同履行缺乏有效的监督,未能及时发现已经或可能导致医院经济利益受到损失的情况,或未能采取有效措施弥补损失,致使医院遭受损失。

3. 招标文件评分办法制定有瑕疵。将涉及特定金额和行业的合同业绩、与招标内容无关的荣誉资质证书、企业的经营年限、注册资金等作为评审因素都是易犯错的风险点。除此之外,对于落实政府采购功能政策、量化评分标准和分值等方面的把控也是编制过程中需要着重注意的。

三、招标采购质疑频出

近年来随着医院招标采购规模的扩大、投标供应商维权意识的增强和招标采购透明度的增加,招标质疑投诉的绝对数量逐渐增加,备受各界关注。

招标质疑投诉主要发生在招标流程的两个环节。第一,投标文件准备阶段,投标人针对招标文件内容进行质疑;第二,评标结果公示阶段,投标人对招标程序的合法性、评标结果的合法性、中标结果有瑕疵进行质疑。

招标质疑内容主要包括4个方面。第一，投标人认为招标文件以不合理的条件限制或排斥投标人，对投标人实行歧视待遇。例如：招标项目资格要求、相关业绩要求、某些技术指标设置过高等。第二，投标人认为招标文件中某些条款描述不清楚、有歧义。第三，质疑人对自己被废标的理由认为不合理，提出反驳理由。第四，未中标的投标人怀疑中标人的资质条件及技术能力。例如：投标人虚报资质、向招标人提供虚假的证明资料或无法完成的承诺以骗取中标等。

作为招标采购人，对于以上容易引发招标质疑投诉的环节和内容，在编制招标文件中应当着重规范、完善，避免用词不准确，表达不清楚。组织评标工作应细致严谨，监督评标委员会的评审工作符合法律法规。

四、政府采购人力资源素质有待提高

政府采购对相关工作人员的综合素质要求是复合的，不仅要熟练运用政府采购的相关政策法规，还要熟知采购的流程，同时对各种医疗设备的基本配置、参数及市场情况也非常熟悉。但医院采购部门的工作人员知识背景往往是医学、护理、会计、经济、药学等专业，设备专业的较少，无法对临床科室提供的技术参数进行把关，在进行政府采购时以临床科室提供的参数及需求为准，往往被临床科室牵着鼻子走，变得很被动。部分医院在采购人员培训、激励、各岗位职责权限、关键岗位轮岗等人力资源开发与管理的关键方面缺乏有效的管理手段，导致人才浪费，采购工作效率低下。政府采购岗位工作人员未按规定时限进行轮岗，同一个人长期把持核心岗位容易滋生腐败。

五、招标代理机构的选取不合理

医院对招标代理机构的选取没有指定标准，没有按规定进行比较选取，而是长期沿用一到二家招标代理机构，每次的采购项目由采购部门决定给哪家代理机构来做，而代理机构的工作人员经常更新，对国家政策法规不一定熟悉，对医院采购项目的背景知识了解不够全面。有些代理机构为了与医院保持长期合作关系，往往会迎合医院的偏好和要求。在实际操作过程中，代理机构在评标小组成立后，还会请医院代表介绍项目基本情况，在介绍的过程中可能会表达对某一家投标人的偏好，虽然评标专家是统一在专家库中抽取的，具有随机性，但是由于医院采购项目的专业性，抽取到的专家往往有局限性，在评分过程中，也就是征求采购人的意见，此时，代理机构会协助采购人规避相关规定，虽然采购结果在程序上和形式上完全符合相关法律和法规的要求，但其实也破坏了政府采购的公平公正原则。

第二节　公立医院政府采购内部控制存在的问题

目前,我国还没有一套相对完整的、专门针对公立医院内部控制的法律法规体系,且传统的事业管理模式使得大多数公立医院领导层尚未认识到内部控制的重要性,内部控制意识淡薄,医院整体内部控制体系不健全,政府采购等业务层面内部控制工作不全面、不深入、不具体。结合公立医院管理模式和业务活动的特点,基于 COSO 内部控制"五要素",归纳总结目前我省公立医院政府采购内部控制建设存在的问题如下。

一、控制环境方面

(一)政府采购内部控制机制不健全

部分医院没有拟定医院层面上的招标采购管理制度等纲领性文件,未建立政府采购三权分立的机制;有些公立医院政府采购相关职能部门权责分配不合理,造成部门之间职能交叉、缺失或权责过于集中,运行效率低下。

(二)政府采购不相容岗位分离不完善

岗位安排不尽合理,存在一人多岗,不相容岗位兼职现象。例如,部分医院存在项目决策兼监管、采购执行与验收等兼职现象,形成管理漏洞和管理盲区,极易滋生舞弊和贪污。

二、风险评估方面

(一)政府采购风险防范和控制意识较为薄弱

目前,部分医院政府采购业务管理者风险管理意识淡薄,缺乏风险防范和控制意识,没有主动积极地进行风险管理工作。这对风险管理来说是最为致命的。

(二)政府采购风险评估目标设定不明确

目标设定是医院政府采购风险评估的前提。只有先确立了政府采购内部控制的目标,医院才能针对目标来识别风险并控制风险。现阶段,部分公立医院政府采购内部控制目标不明确,或者目标内容未纳入日常管理工作中,导致风险评估未能真正为采购活动保驾护航。

(三)风险识别和风险应对工作亟待完善

多数医院尚未形成风险评估机制。对于政府采购活动中所面临的风险并没有书面化的表达,管理者没有对政府采购全过程各环节风险因素进行深入分析和梳理,没有建立完整的风险关键点及风险应对措施。

三、控制活动方面

(一)政府采购制度和流程尚不完善

部分医院采购制度过于笼统或流于形式,与实际采购工作不相符合,尚未根据医院本身业务特点和政府采购招标和非招标方式,确定明确的、适合本医院的采购制度和采购流程。制度缺位导致医院在执行政府采购活动中缺乏规范的程序约束,导致采购业务操作无章可循,采购行为随意性加大,政府采购活动中受上级意志干预的现象时有发生。

(二)政府采购合法合规性亟待提高

1. 政府采购申请不规范

有些医院采购申请信息不完整,造成采购执行部门无法掌握全面的采购信息,导致采购结果不能完全满足申请科室需要。有些医院甚至没有具体采购申请,只有院长办公会或党委会的交办事项,造成采购执行部门收到采购命令,而没有具体采购信息,直接影响采购执行效率,同时一旦后续出现采购结果不力,容易形成采购部门、职能部门、申请科室之间推诿扯皮,责任不清,影响采购效率和效果。

2. 政府采购审批管理不力

某些医院大型采购项目(50万元以上)缺失可行性论证或论证不充分,存在政府采购审批管理不到位,造成重复或错误立项,导致资金浪费或资产闲置。

有些医院政府采购审批管理不科学。主要表现在审批部门未实行按照年度申报采购申请。各业务科室采购随意,突发性、临时性采购项目较多。尤其是出现物业服务、设备维保等项目合同到期才提出新的采购服务需求,而招标采购工作要两个月才能完成,造成新的服务和原有服务脱节,易出现应招标而未招标续签服务合同的现象。职能科室应加强对采购审批的管理要求。

3. 政府采购关键岗位管理亟待加强

有些省级医院没有明确划分政府采购关键岗位,或者虽然明确了关键岗位但是岗位职责未明确划分,存在责权不清,责任相互交叉,容易产生混岗现象,导致不相容岗位之间缺乏制约和监督。还有些医院明确了不相容岗位及职责,但是没有按照规定时限进行轮岗,导致某人长时间在某关键岗位履职,容易产生腐败现象。

4. 政府采购组织形式选择不规范

实际工作中,许多医院对政府采购组织形式存在概念盲区,对政府集中采购、政府分散采购、自行采购的区别搞不清楚。纳入集采目录的采购项目,没有委托集中采购机构代理采购。集采目录以内、限额标准以下的政府采购项目,应当通过网上商城采购的,实际在医院内部自行采购,导致政府采购组织形式不合法、不合规。

5.政府采购方式不合规

某些医院将必须进行招标的项目化整为零规避招标;再加上许多医院政府采购监管不到位,忽视了对政府采购方式选择的监管,导致采购部门在选择政府采购方式上存在违法违规的现象。

6.政府采购资格审查不专业

资格审查不专业,忽视对投标人资格条件的横向比较,出现投标人存在关联关系的不同单位,参加同一项目投标的现象,引发后续投标人质疑,影响政府采购公正、公平和效率。

(三)采购合同管理有漏洞

许多医院存在合同内容与招标文件、中标人投标文件内容不一致的问题。比如:投标文件中的产品规格型号、产地与合同内容不一致;投标文件中的设备配置清单与合同配置清单不一致。如果采购人疏于核对,供应商很有可能偷梁换柱,使医院遭受财产损失或不能充分满足临床工作需要。

虽然大多数医院对政府采购公示、结果公告进行了信息公开,但却忽视了政府采购合同的公示。没有按照《政府采购法实施条例》第五十条的规定进行政府采购合同信息公示,或者公示信息不完整,造成政府采购信息公示不合规。

(四)政府采购验收不规范

验收制度不完善,对于验收异常如何处理没有明确规定,造成验收执行中无据可依,验收异常处理随意性大。验收时间拖延,效率低下。

验收方案不规范,表现为验收方案过于简单,验收结论不明确具体。造成实际接收产品与采购合同约定有差异,影响医院资产安全,影响医院正常业务开展。

(五)付款管理及流程有漏洞

采购支付的发起工作不规范,存在原始单证不齐全或者缺失情况下发起支付的情况;缺乏必要的记录和审核,甚至有重复发起支付的现象,导致医院资金损失。同时也存在支付不及时的现象,导致医院信誉受损。

缺乏有效的财务控制,会计记录未能全面真实反映采购过程的资金流和实物流,付款信息掌握不全面及时,付款审核控制不严格,导致医院经济利益受损。

四、信息与沟通方面

根据COSO整体框架,信息与沟通建设过程应遵循以下三原则:组织应及时、准确、完整地获取、生成和使用相关信息来保障内部控制发挥作用;组织应建立有效的内部沟通机制,确保内部控制信息能够清晰准确地表达;组织应建立有效的外部沟通机制,就政府采购业务与外部主管、上级、相关单位进行充分沟通交流。

目前,大部分医院获取政府采购相关信息的效率和渠道有待提高。有些医院组织内部沟通不到位,会出现某些员工对于其在内部控制中承担怎样的职责不知晓,组织内部政府采购相关部门之间信息沟通不通畅的现象。大多数医院外部沟通更是缺位,比如与监管机构、政府主管机构、审计机构缺乏沟通,相关政府采购的政策不能及时掌握,或理解偏颇,以至于政府采购内部控制目标很难实现。

五、评价与监督方面

根据 COSO 整体框架,评价与监督建设过程应遵循以下两原则:组织应建立有效的评价机制,检查内部控制是否有效运行;组织应及时评价内部控制缺陷,并进行沟通解决。

多数医院能够做到对采购项目的全程监督,但是监督的效果一般。一方面是因为内审部门和纪委的监督大多走过场,未能真正发挥监督职能。另一方面是因为招投标专业性较强,监督人员在缺乏专业知识的情况下只能从合法合规层面进行监督,难以做到对项目效率效果进行评价。大多数医院尚没有开展内部控制评价工作,也没有对内部控制缺陷及时上报、沟通和解决。

第六章 提升公立医院政府采购管理的主要措施

第一节 控制政府采购成本

为解决医院政府采购成本居高不下的问题,要做好采购前的价格比较和价格分析,将预算控制在合理范围之内,尽可能避免超预算的政府采购行为的发生。在具体做法上,可以通过制定相关制度,严格采购标准。以科研经费管理为例,可以制定《科研经费管理使用规定》《科研经费购买试剂管理制度》《科研经费购买通用物资管理制度》等管理办法,对科研经费购买试剂和通用物资、购买流程等进行严格规定,有效控制政府采购成本。A三甲医院主要通过科学设定控制价,有效遏制中标价虚高达到控制采购成本的目的。

A三甲医院政府采购公开招标项目在河南省公共资源交易平台全程电子化运行,公开招标项目金额大且实行一次报价,采购人无法与供应商进行价格磋商,这样不可避免地造成中标价虚高时有发生。A三甲医院招标采购办通过在招标文件中设定控制价能较好地将中标价控制在预期范围内,有利于保护采购人的合法权益。控制价的形成如下:第一,召开产品说明会,通过供应商报价初步了解拟购医疗设备市场价格;第二,通过泰茂云平台查询全国范围内同品牌同型号产品成交价;第三,查询采购人相同和相似产品历史成交记录;第四,了解同品牌同型号产品的同级医院成交价格;第五,综合比对上述价格信息,在查询项目价格时,主要的秘诀是将项目的组成部分研究透彻,如项目具体包含哪些软硬件组成部分,对于彩超项目,要了解清楚该彩超除主机外包含几个探头、什么类型的探头,然后通过泰茂云平台进行查询了解各组成部分的价格,组合确定该项目的控制价。通过科学设定控制价,该医院有效降低了采购成本,提高了政府采购效益。下面我们通过几个例子展示控制价的形成过程。

一、冷切宫腔镜控制价形成过程

通过临床科室和医学装备科提供的项目参数了解到,冷切宫腔镜由12度旁视镜、外鞘及闭孔器、手术剪(单动)、手术剪(双动)、抓钳、无损抓钳、电凝镊、消毒盒等组成。采购人通过泰茂云平台分项查询确定总控制价,见表6-1。

表 6-1　冷切宫腔镜分项内容泰茂云平台价格查询结果

序号	采购分项内容	价格/(万元)
1	12 度旁视镜	5.2×2 个=10.4
2	外鞘及闭孔器	1×2 个=2
3	手术剪(单动)	0.8×2 个=1.4
4	手术剪(双动)	0.8×2 个=1.4
5	抓钳	0.8×2 个=1.4
6	抓钳	0.8 万×2 个=1.4
7	无损抓钳	0.8 万×2 个=1.4
8	电凝镊	0.8 万×6 个=4.2
9	消毒盒	0.3×2 个+0.2×2 个=1
	总价	26.04 万

冷切宫腔镜项目预算 35 万元,最终定控制价 26 万元。投标人报价超过 26 万元做废标处理。最终成交价 25 万元。节约资金 10 万元。

二、全自动染色体核型扫描分析系统控制价的形成过程

从临床科室和医学装备科提供的项目参数,采购人了解到该项目包含主设备和若干辅助设备。通过查询泰茂云平台系统,得到系统每一组成部分的近几年的中标价,求其平均价,并相加得到总价 261.295 万元。该项目预算价 300 万元,最终定控制价 263 万元。如表 6-2 所示。

表 6-2　全自动染色体核型扫描分析系统泰茂云平台价格查询结果

设备名称	数量	价格/万元
一、主设备	3 种	239
全自动染色体扫描分析系统(含工作站,一拖六)	1	190
半自动染色体扫描分析系统	1	29
产前筛查诊断信息与实验室管理系统	1	20
二、辅助设备	11 种	22.295
电热恒温鼓风干燥箱	1	0.3
普通双目显微镜	1	1.4
三筒研究显微镜附显微照相设备	1	6

续表6-2

设备名称	数量	价格/万元
原位杂交仪	1	5
移液器0.1~2.5 μL	6	1.23
0.5~10 μL	7	1.435
10~100 μL	9	2.25
20~200 μL	8	1.64
100~1000 μL	8	1.64
8道移液器0.5~10 μL	2	0.7
8道移液器10~100 μL	2	0.7
合计		261.295

A三甲医院通过制定控制价,2019—2020年政府采购项目节约财政资金5404.75万元,节约率29.35%,提高了政府采购效益。如表6-3所示。

表6-3 2019—2020年政府采购项目节约财政资金   单位:万元

采购项目	项目预算	项目成交金额	节约资金
省平台招标采购	15870.68	11443.03	4427.65
院内竞磋采购	2545.1	1568	977.1
合计	18415.78	13011.03	5404.75

第二节 规范编制政府采购文件

采购文件的制定,尤其是其中的评分办法、参数、控制价是采购文件中的关键因素,对于采购项目能否合法合规、保质、保量、保效率、保效益地完成采购起到决定性作用。医院采取以下措施加强采购文件编制的合规性和科学性。

一、精准落实投标人资格要求

1.投标人资格要求应与项目规模相符。招标人应对照招标范围设置投标人资格要求,以免出现资格要求与项目规模不符的现象。比如某医院的建筑物修缮工程,投标人具有工程施工二级资质就可以承揽项目,但是招标人为了保证工程质量,要求必须具有一级资质的投标人才能参与,限制竞争力的同时也给采购程序带来隐患。

还有些项目所要求的企业证书与招标范围不符或与拟实施的项目无关。比如常规的服务类项目经常把高新技术企业证书作为资格要求,笔者认为不应强制要求投标人响应,高新技术领域所包括的电子信息技术,对于软件、微电子技术、计算机及网络技术、通信技术等都有严格的描述和界定,普通的平台建设或系统维护并不属于高新技术范畴,将高新技术企业证书作为资格要求,有可能出现市场竞争力不足的现象。

2.投标人资格要求不得在国务院明令取消的行政审批事项录内。比如在 2014 年已经被国务院明令取消的"计算机信息系统集成资质认定项目",该资质改由中国电子信息行业联合会颁发后已经不再是法定资质,不得作为资格要求列入招标文件。

一些与招标项目的技术管理要求存在关联性的证书,比如质量、环境、职业健康与安全管理体系认证证书,不在国务院取消的资格许可和认定事项目录内,如项目有特殊需求,可以作为资格要求列入招标文件。

3.投标人资格要求不得构成对投标人的差别待遇。《政府采购货物和服务招标投标管理办法》(中华人民共和国财政部令第 87 号,以下简称"87 号令")中明确规定:"不得将投标人的注册资本、资产总额、营业收入、从业人员、利润、纳税额等规模条件作为资格要求或者评审因素,也不得通过将除进口货物以外的生产厂家授权、承诺、证明、背书等作为资格要求,对投标人实行差别待遇或者歧视待遇。"实践中,具有特定金额的业绩常被作为评标办法的评分项甚至是资格条件,由于合同金额与营业收入有直接关系,设置特定金额的业绩作为资格要求,相当于对营业收入进行约束,实质上构成了对小微企业的差别待遇。

招标内容涉及设备使用培训及维修保养服务的项目,招标人经常要求投标人在本地有正式的售后服务机构,以确保服务及时供应,这属于以不合理的条件对外地企业实行歧视待遇。为保证项目质量,招标文件可以要求投标人对所投设备的售后服务出具承诺书,保证其在招标人规定时间内提供售后服务。

4.不得以营业执照记载的经营范围作为确定投标人经营资质资格的依据。营业执照记载的经营范围很难准确、及时地涵盖投标人实际的经营范围,以经营范围作为资格要求将限制投标人的合法权益。如果想要考量投标人的从业能力和实操经验,可以在招标文件中设置类似业绩作为评分项,以证明投标人有实施该招标项目的履约能力。

二、完善招标文件合同条款

(一)合同文本拟定阶段

单位对外发生经济行为,除即时结清方式外,均应订立书面合同。需要先开工建设或采购的项目,应在取得项目交办事项后,签订合同或框架协议。合同文本一般由招标采购办起草,法律部门审核;重大合同或法律关系复杂的特殊合同应当由法律部门参与起草;各部门应当各司其职,保证合同内容和条款的完整、准确。国家和行业有合同标准文本的,应当优先选用,但对涉及权利义务关系的条款应当进行认真审查,并根据实际情况进行适当修改。医院可根据管理需要确定制式合同的范围、内容等,经法律部门审核后使用,如无修改,可不再重复审核。

（二）合同审核阶段

审核人员应当对合同文本的合法性、经济性、可行性、严密性进行重点审核,关注合同的主体、内容、形式是否合法,合同内容是否符合单位的经济利益,对于当事人是否具有履约能力,合同的权利义务、违约责任和争议条款是否明确。

理清合同起草人和审核人的责任。如果合同审核人员发现问题,要根据问题给出参考修订意见,而合同起草人员要认真分析研究,慎重对待审核意见,对审核意见准确无误地加以记录,必要时对合同条款做出修改并再次提交审核。

（三）单位应建立合同会审制度

对于影响重大或法律关系复杂的合同文本,单位财务、内审部门、法律部门、业务关联的相关部门进行审核。其中,法律部门主要审查违约责任、争议管辖权等实质性条款是否合法、完整、明确、具体,文字表述是否无歧义;技术部门对质量条款、技术要求等内容进行技术审查;财务部门对支付条款等内容进行经济审查。合同归口管理部门对合同审查的结果负责。

三、精细化制定招标文件评分办法

招标采购办按照政府采购87号令第五十五条之规定,将招标评分办法细化、量化。商务和技术指标有区间规定的,评分办法量化到响应区间,并设置各区间对应的不同分值。

1.落实政府采购功能政策。比如小微企业、监狱企业、残疾人企业的价格扣除优惠,节能环保清单目录产品的评审优惠等相关政策,这些政府采购政策有助于实现国家的经济和社会发展目标,可以保护环境、扶持不发达地区和少数民族地区、促进中小企业发展等。在编制招标文件的过程中,需要将上述政府采购功能政策落实到评分办法中,并在评标过程中严格执行,确保政府采购文件编制符合最新政策要求。尤其针对货物类项目,在招标文件应注明投标人和其所投产品的生产单位都应是小微企业才能享受10%～20%的价格扣除。

2.明确评分依据,量化评分标准和分值。87号令第五十五条明确指出:"评审因素应当细化和量化,且与相应的商务条件和采购需求对应。商务条件和采购需求指标有区间规定的,评审因素应当量化到相应区间,并设置各区间对应的不同分值。"细化评分办法更能精确地、客观地反映采购人的需求,最大限度地采购适合临床需求的产品,提高财政资金的使用效益。同时,使采购文件的编制更加合法合规,减少评标专家的主观随意性。实践中,经常出现"根据投标人提供的服务方案横向对比,优得 4~5 分,良得 2~3 分,一般得 0~1 分"诸如此类没有量化评分标准和对应分值的评分条款,这也是当前引起异议质疑较多的条款。如果招标文件没有规定评审因素的评标标准,在评标过程中由于没有清晰准确的打分依据,评标委员会按照个人主观理解进行打分,容易导致同一评分项的分值差异较大,很难准确、客观地对投标人做出评判,也无法体现企业综合实力。

笔者建议可以将这类条款的方案描述加以完善,修改为:"服务方案能够结合相关标准和要求,对需求理解透彻,方案思路明确,完整、可行;服务及组织形式全面、工作安排合理,工作计划完整、周密、可操作性强得 4~5 分,方案思路较明确,完整、可行;服务及组织形式较全面、工作安排较合理,工作计划较完整、周密、可操作性较强得 2~3 分,方案思路一般;服务及组织形式一般、工作安排一般,可操作性一般得 0~1 分"。

3. 在采购文件中禁止出现倾向性或排斥潜在供应商等不规范条款,确保潜在供应商机会均等,确保政府采购活动形成充分竞争,有效降低采购成本。

4. 惩处虚假应标行为。在采购文件中明确规定:提供虚假技术参数和虚假合同等虚假资料的投标人一经落实,1~3 年内不得参与我院其他项目的采购活动。以此提高政府采购的公平公正性,减少参数、合同造假质疑,提高政府采购工作效率。

5. 完善采购文件的审核机制。第一,由招标采购办公室制定采购文件。第二,征求项目申请科室对采购文件的意见。重点关注评分办法、技术参数和控制价。第三,由审计科审核采购文件。第四,重点项目请医院法务审核,重点关注评分办法、合同部分。审批通过后方可发布采购文件。

四、规范专业制定采购项目技术参数

1. 招标人在编制技术指标时不应限定某一品牌,也不应限定某一参数使极少数品牌可以完全响应,只有让投标人充分竞争,才能使性价比最高产品或服务脱颖而出,达到令招标人最为满意的采购结果。

2. 对于必须实质性响应的条款应准确设置在招标文件编制过程中,招标人和代理机构应对所采购产品或服务内容进行准确而详细的描述。第一,对于允许存在负偏离的技术参数,投标人可以根据所投产品实际情况或具体服务内容进行调整;第二,对于必须实质性响应的商务条款、技术指标、规格以及参数等,可以通过设置"＊"条款的方式要求投标人必须响应,比如设备尺寸受场地等客观原因限制必须完全满足限定尺寸才能正常摆放,这就应在招标文件中将设备尺寸标注为"＊"条款,以保证中标设备可以正常使用。

3. 通过召开产品说明会,充分了解采购项目技术参数。原则上,A 三甲医院预算 100 万元以上的采购项目在河南省公共资源交易平台招标之前要召开产品说明会。说明会由项目申请科室、职能科室、招标采购办公室、审计科、相关供应商共同参与。说明会的作用,其一是申请科室了解拟购设备功能是否满足临床需要;其二是相关供应商针对初版参数有无倾向性提出意见,便于职能科室会后调整形成最终参数,减少招标采购过程中参数质疑;其三是招标采购办公室对设备市场价格进行初步了解。

4. 职能科室根据各业务科室提供的初版技术参数、产品说明会上申请科室意见变化和供应商的意见综合考虑,确定最终版的技术参数。并经申请科室主任、职能科室主任签字确认后生效。科学制定参数可以确保采购参数没有独家倾向性,确保政府采购形成充分竞争,同时有效减少参数质疑,提高政府采购效率。

5. 政府采购项目的采购需求(含技术参数)经过院外专家逐条论证,针对具有独家指向性的参数提出修改意见,论证会后相关部门修改并确定采购需求,防止采购需求具有倾向性而导致不充分竞争及采购腐败。政府采购进口设备技术参数、单一来源技术参数须经过院内专家及平台专家论证并出具论证意见。

6. 杜绝采购技术参数与政府采购批复的采购项目内容不一致的现象发生。实际工作当中,存在某些业务科室提供的采购内容或技术参数与政府计划内批复的内容不一致或采购范围扩大的现象。招标采购部门一定要把好最后一关,严格按批复内容采购,合理的变动要先征得主管院长、院长办公会、党委会的批准,并上报批复单位审批后再行变更。

7. 完善技术参数证明材料。在采购文件技术参数偏离表中要求投标人提供技术参数符合性的支撑证明材料,无支撑证明材料的参数按负偏离参数扣减相应分数。避免某些不诚信的投标人虚假应标,保证财政资产安全和使用有效。同时也减少虚假应标后的中标质疑,提供政府采购效率。

第三节　减少招标质疑、提高政府采购效率

供应商质疑是采购人在政府采购活动中经常遇到的情况,也是供应商投诉的先决条件。对于供应商质疑,采购人如果处理得当,会有效减少投诉的产生,从而提高采购效率。我们将从以下几方面采取措施,减少招标过程中不必要的质疑发生。

一、采购人应加强政府采购相关法律法规的学习

众所周知,政府采购是一项法规性很强的工作。采购人对相关法律法规的及时更新和理解也十分有助于提高采购质量和效率。采购人如不依法依规采购,一旦遇到既懂法又较真的供应商,一番质疑和投诉下来,将严重影响采购项目的采购效率,甚至可能有损政府采购的形象。因此,采购人应该加强相关法律法规的学习,不断提高业务素质和法

律专业知识。采购人可以通过多种渠道提高业务素质。

第一,订阅政府采购业务的相关核心期刊。比如《中华医院管理杂志》《中国医院管理》《中国卫生事业管理》《中国卫生经济》《中国卫生统计》《卫生研究》《中国总会计师》《会计研究》《财会研究》《财会通讯》《会计之友》等杂志都会有医院政府采购的相关文章,而且具有一定的水平,有很好的学习借鉴作用。

第二,通过政府采购培训机构。比如通过卫生内部审计网培训机构,该机构设有老师面授和线上学习两种方式,推出政府采购最新的政策法规、业务难点、热点问题的培训课程。采购人可及时参加培训提升政府采购业务水平。近期我们参加了 6 个专题业务的线上学习。专题一:医疗机构疫情防控期间紧急采购规范化实操。专题二:政府采购专题——《关于促进政府采购公平竞争优化营商环境的通知》讲解。专题三:政府采购专题——《医疗机构医用耗材管理办法(试行)》讲解。专题四:业务层面内部控制之政府采购业务控制。专题五:业务层面内部控制之资产、建设项目控制。专题六:业务层面内部控制之合同控制。

第三,浏览中央和当地的财政部门、审计部门的官网。通过中央和当地的财政部门的官网,可以及时掌握政府采购的新的政策要求,及时对采购人的政府采购行为做出调整;通过审计监察部门的官网,可以查阅一些政府采购行为的反面案例并引以为戒,修正采购人的不正确的采购行为。

二、采购人应科学合理确定采购项目技术要求

采购项目技术要求是采购人通过采购活动所要达到的最终采购目的。实际工作中,采购人在编制采购项目技术要求时特别容易出现不完整、不明确、不严谨、不合法、不合规等问题,而这些问题为供应商的质疑和投诉埋下了隐患。采购人在编制采购项目技术要求时不仅应认真做好市场调研,还应避免采购需求不符合现行相关法律法规或者采购需求中的技术、服务等指向特定供应商、特定产品等问题。必要时,采购人还应邀请相关供应商、专家进行咨询和论证,为编制出科学合理的采购项目技术要求打下坚实的基础。例如某网络安全设备采购项目原技术参数如表6-4、表6-5所示。

代理公司从专家库抽取计算机、信息专业相关专家进行招标文件论证,认为技术要求存在多处不合法不合规,引发投标商质疑的情况共 21 处(见带有下划线的条款)。同时,专家也对项目技术参数提出了修改意见:第一把技术条款中的绝对值改为了相对值,扩大指标范围,让更多的厂家参与进来,也消除了技术条款的专属指向性;第二把某些已失效的证书取消;第三取消了厂家授权要求,本项目为政府采购项目,要求厂家授权是不合法的行为,但为了保证售后服务,要求各投标商提供 5 年原厂售后服务承诺函。修改后的技术要求如表6-6、表6-7所示(只显示修改条款)。

表 6-4　安全隔离网闸技术要求(原)

指标项	详细指标要求
基本要求	1."2+1"系统结构,内外端机为 TCP/IP 网络协议的终点,阻断 TCP/IP 协议的直接贯通;系统基于加固安全操作平台,为主机提供深度防御 2.内网 8 个 10/100/1000M RJ45 接口(含一个管理口),2 个扩展槽(至多可扩展 8 个光口),1 个串口,2 个 USB 口,1 个 VGA 口 3.外网 8 个 10/100/1000M RJ45 接口(含一个 HA 口),2 个扩展槽(至多可扩展 8 个光口),1 个串口,2 个 USB 口,1 个 VGA 口 4.网络吞吐量:900Mbps;系统整体时延:<10ns;并发连接数:50000 5.具有公安部计算机信息系统安全专用产品销售许可证(增强级) 6.具有自我保护机制,对产品自身文件、重要敏感信息进行安全隔离保护,禁止对产品自身的非法操作;具备防非法卸载的能力 7.投标方必须提供厂商出具的项目授权、投标产品参数证明文件和售后服务承诺函 8.提供 5 年硬件质保和软件升级服务(包括特征库、病毒库、规则库)

表 6-5　态势感知系统技术要求(原)

指标项	分析平台系统(1 台)详细指标要求
分析平台基本功能	1.应标设备系统盘容量必须大于等于 128GB SSD,数据盘容量必须大于等于 16TB,内存必须大于等于 64GB 2.设备标配不低于 4 个千兆电口 3.为保障所投产品的厂商后续的安全服务能力,所投产品厂商具需备信息技术服务管理体系 ISO20000 认证(提供证明材料并加盖厂商公章) 4.为保证产品性能先进性,产品入围 IDC 态势感知厂商评估报告,提供证明材料并加盖公章 5.所投产品厂商为国家级网络安全应急支撑单位并通过 CMMI 5 认证(提供证明材料并加盖厂商公章) 6.产品厂商在本省内有三甲医院应用案例,提供证明材料并加盖公章 7.投标方必须提供厂商出具的项目授权、投标产品参数证明文件和售后服务承诺函 8.★支持大屏展示综合安全态势,包括资产态势、脆弱性态势、网络攻击态势、安全事件态势、外连态势、横向威胁态势,支持页面跳转到对应态势大屏(需提供截图证明并加盖原厂商公章) 9.提供 5 年硬件质保和软件升级服务(包括但不限于特征库、病毒库、规则库等)
检测探针基本要求	1.与分析平台系统为同一品牌 2.不低于 4 个千兆电口、2 个千兆光口(包含 2 个千兆多模光模块) 3.性能指标:不低于 1Gbps 4.旁路部署,支持探针同时接入多个镜像口,每个口相互独立不影响 5.可以多台采集器同时部署于客户网络不同位置并将数据传输到同一套分析平台 6.所投产品厂商为国家级网络安全应急支撑单位并通过 CMMI 5 认证(提供证明材料并加盖厂商公章)

表 6-6　安全隔离网闸技术要求（修改后）

指标项	详细指标要求
基本要求	2. ★内网≥8 个 10/100/1000M RJ45 接口（含一个管理口），≥2 个扩展槽（可扩展≥8 个光口），≥1 个串口，≥2 个 USB 口，≥1 个 VGA 口 3. 外网≥8 个 10/100/1000M RJ45 接口（含一个 HA 口），≥2 个扩展槽（可扩展≥8 个光口），≥1 个串口，≥2 个 USB 口，≥1 个 VGA 口 8. ★提供 5 年原厂售后服务承诺函

表 6-7　态势感知系统技术要求（修改后）

指标项	详细指标要求
分析平台基本功能	1. 应标设备系统盘容量≥128GB SSD，数据盘容量≥16TB，内存≥64GB 2. 设备标配≥4 个千兆电口 3. ★为保证产品先进性，产品入围 IDC 态势感知厂商评估报告，提供证明材料 4. ★所投产品厂商为国家级网络安全应急支撑单位并通过 CMMI5 认证（提供证明材料） 5. ★支持大屏展示综合安全态势，包括资产态势、脆弱性态势、网络攻击态势、安全事件态势、外连态势、横向威胁态势，支持页面跳转到对应态势大屏（需提供截图证明） 6. ★提供 5 年原厂售后服务承诺函
检测探针基本要求	2. ≥4 个千兆电口、2 个千兆光口（包含 2 个千兆多模光模块） 3. 性能指标：≥1Gbps 6. ★所投产品厂商为国家级网络安全应急支撑单位并通过 CMMI5 认证（提供证明材料）

三、加强政府采购文件的专家论证

根据《国家卫生健康委员会办公厅关于全面落实规范和加强政府采购及内部控制三年专项行动工作的通知》，要组织专家对招标文件进行复核论证。专家组应当由 5 人以上单数组成，其中应当包括 1 名法律专家，本单位人员不得担任复核论证专家。根据专家复核论证意见，要组织完善招标文件。招标文件严禁设立排他性、指向性技术参数和指标，严禁设置不合理和歧视性准入条件排斥潜在供应商参与政府采购活动。通过招标文件专家论证，我们发现论证非常有必要，各种专业的专家针对不同的采购项目，提出了诸多良好的建议，对于我们提高采购文件的合法合规性、减少采购质疑、提高采购效率具有一定的作用。下面举例某医院请院外专家对"信息集成平台建设"项目进行招标文件论证。

（一）项目基本情况

1. 采购项目名称：某医院信息集成平台建设项目（表 6-8）。

2. 采购方式:公开招标。

3. 资金来源:财政资金。

4. 预算金额:16 000 000 元。

表 6-8 A 三甲医院信息集成平台分包情况

序号	包号	包名称	包预算价/元
1	包1	全闪盘存储	1 000 000
2	包2	交互平台系统	7 000 000
3	包3	大数据平台	8 000 000

(二)专家论证后,认为招标文件在以下几个方面需要进行修改

1. 评标委员会的组建

原文件:评标委员会构成 5 人,其中招标人代表 1 人,有关经济、技术专家 4 人。

专家意见:该项目总预算 1600 万元,虽然分了 3 个包,但仅有一个项目编号,根据 87 号令第 47 条规定:采购预算金额在 1000 万元以上,评标委员会人数应当为 7 人以上单数组成,因此建议修改。

修改后:评标委员会构成 7 人,其中招标人代表 2 人,有关经济、技术专家 5 人;有关经济、技术专家确定方式为从政府采购专家库中随机抽取。

2. 评分办法中的企业业绩

原文件:提供类似业绩(是否约定同类业绩? ①提供同类三甲医院业绩分值可稍高一点,文件中需附卫健委或国家官方网站公布的三甲医院截图证明;②非三甲医院业绩分值可低一些),提供合同作为证明材料。证明材料除了合同是否加中标通知书?

专家建议:提供类似业绩可改为提供同类三甲医院业绩,并提供该三甲医院的截图;业绩须提供合同及中标通知书相互印证。

修改后:提供自 2018 年以来的类似业绩 3 份,同类三甲医院业绩每份得 2 分,最多得 6 分;同类非三甲医院业绩每份得 1 分,最多得 3 分。并提供该三甲医院的截图;业绩须提供合同及中标通知书相互印证。

3. 技术参数

原文件:投标技术参数在 30 分的基础上"▲"项为实质性响应,负偏离每项扣 3 分;非带星号负偏离每项扣 2 分(扣分偏高),扣完为止。

专家建议:▲参数较多且▲参数每项扣分太多,建议分值降低;▲参数建议提供产品截图支撑材料。

修改后:投标技术参数在 30 分的基础上"▲"项付偏离每项扣 2 分,非带星号每项扣 1 分,扣完为止。▲项参数是否满足提供产品截图。

4.交货期

原文件:交货期 18 个月。

专家建议:该项目虽然是软件开发安装运维项目,但 18 个月的交货期过长,建议压缩交货期,可以抬高门槛,便于选择有实力的供应商。

修改后:交货期 9 个月。

5.技术参数偏离表

原文件:①投标人投标文件中须提供相对应产品的证明材料(国内产品须生产厂家盖章确认、进口产品须投标品牌总代理盖章确认)等参数的支撑材料;②在表格中未注明支撑材料对应投标文件页码及条目的视为此条参数不满足,扣技术分;③同时将参数支撑材料上传至诚信库,以便审验。

专家意见:参数支撑材料要求所投产品生产厂家盖章,这样的规定相当于要求投标人提供产品的授权,这在政府采购中不被允许,建议去掉。在改善政府采购营商环境的大背景下,建议删除第②条。

修改后:①投标人投标文件中须提供相对应的材料作为符合参数的支撑材料;②同时将参数支撑材料上传至诚信库,以便审验。

通过专家论证招标文件,将招标文件中存在的排他性、指向性技术参数及时修正,将不合理和歧视性准入条件删除,使得更多符合条件的供应商参与政府采购活动,改善了招标文件的合法合规性,提高了政府采购的有效竞争性,同时降低了开标阶段的质疑频次。

第四节 提升政府采购人员的素质

我们可以通过以下四个方面来提升政府采购人员的素质。

一、加强理论学习,提高政治素养

加强理论学习,定期开展思想政治教育工作,要求公立医院采购人员保持正确的政治规矩观。"不以规矩,不能成方圆",作为公立医院政府采购工作人员,要严格遵守国家政府采购法律法规,严格自律,明确政治规矩,牢记红线不放松,在思想上、行动上与党保持高度一致。要求公立医院政府采购人员在工作中要加强廉洁自律,不在采购过程中利用工作之便谋取个人不正当利益,自觉维护国家和医院利益。

二、加强对公立医院政府采购人员的培训

由于公立医院政府采购是一项对技术性、政策法规性要求极高的工作,这就要求对

他们进行政策理论知识和采购技能培训,使其全面掌握招投标法律、政府采购业务流程、合同履行、招标谈判技巧、产品调研方法、设备参数、大型工程等方面的知识,提升公立医院政府采购人员的技术水平与处理招标采购工作中遇到的棘手问题的能力。积极参加上级主管部门和行业主管部门举办的招标采购培训班并结合实际工作与同行切磋技术知识,不仅要对现有的政府采购政策要充分了解和熟悉,对国家层面、监管部门层面以及相关部门出台的政策要及时学习和掌握,并时时关注政府采购政策新动向。还要适当熟悉和了解本单位具体部门常用的材料设备、服务内容等方面的知识。总之,要通过多种方式加强对医院政府采购人员的培训以提高其综合知识水平与业务能力,只有这样才能适应公立医院政府采购工作。

三、建立政府采购人员定期轮岗制度,促进政府采购廉政建设

医院应加强人员廉洁和医德医风教育,提升采购人员职业道德素质。定期对政府采购岗位的人员进行轮岗,加强采购部门人员轮岗流动,这样一方面促进科室人员主动学习各方面知识,另一方面也降低了腐败发生的可能性,推进了医院廉政建设。

四、加强监督管理,建立考核激励机制

公立医院政府采购机构内部应该加强监督管理并建立考核激励机制。因公立医院政府采购工作服务于医院的各个科室,所有医生护士、行政人员等方方面面,影响面广,公立医院可成立由审计、纪检、财务等部门组成的政府采购工作考核小组,并由主管政府采购工作的校级领导担任组长,随时对政府采购工作进行针对性的考核。要建立起系统的考核办法,对医院政府采购人员的专业知识、政策水平、业务能力和职业道德定期进行考核。这方面可借鉴国外先进的人员任用机制,对不能达标者予以调岗或辞退,对考核结果优秀者给予相应的奖励,做到赏罚分明,通过考核使其找到自身存在的问题与不足,并通过学习与培训改进与完善,以提高其综合素质从而保障医院政府采购队伍的质量。

第五节　加强对政府采购代理机构的管理

医院应定期对招标代理机构进行评价和更换。如果医院选取的招标代理机构无法胜任医院的采购需求,则应及时更换,医院可招取三到四家招标代理机构进行长期合作,每次有采购项目时可在医院纪委的监督下对代理机构进行抽取,抽到哪一家就给哪一家来做,这样一方面规避了代理机构与采购部门的利益输送,另一方面也促使这几家代理机构形成竞争,更好地为医院服务。

目前医院在选择采购代理机构时,采取的方式有三种:一是通过社会调研的方式,对社会代理机构的情况有个大概了解,择优选择代理机构,建立起代理机构库,然后从代理机构库中抽签选择承接具体项目的代理机构或依据项目特点指定代理机构;二是采购人发出邀请公告,通过比选的方式择优选取代理机构;三是通过入围的方式选择代理机构。无论采取何种方式选择代理机构,一般落实到具体项目时,大都采取抽签的方式或依据项目特点指定代理机构。

为了能让代理机构更好地发挥其服务水平和业务能力,通常会把货物、服务项目和工程项目分为两个包来进行遴选,遴选方式通常会借鉴公开招标或竞争性磋商方式,采用综合评审法,遴选过程的组织一般由采购人来实施完成。

第七章　公立医院政府采购内部控制体系的构建

根据《内部控制规范(试行)》《关于加强政府采购活动内部控制管理的指导意见》,结合 2013 版 COSO 内部控制体系,可以从以下五个方面提升公立医院政府采购内部控制水平:第一优化政府采购内部控制环境;第二健全政府采购风险评估机制;第三规范政府采购控制活动;第四加强信息与沟通建设;第五改进监督与评价工作。

第一节　优化政府采购内部控制环境

一、健全政府采购内部控制机制

内部控制措施一:政府采购决策机构、执行机构、监督机构三者分立控制机制。新颁布了《A 三甲医院政府采购及内部控制办法》明确:医院采购决策机构是采购领导小组,领导小组由医院党政领导、招标采购办公室、监察室、审计科及相关职能部门负责人组成。招标采购办公室作为执行机构负责具体招标工作。医院成立采购监督小组,对采购活动实施全过程监督。监督小组由医院监察室、审计科工作人员共同组成。进而明确了采购领导小组、招标采购办公室、监督小组各自的职责,从而形成了政府采购决策机构、执行机构、监督机构三者之间的相互分离、相互独立、相互制衡的控制机制。

内部控制措施二:独立的内部审计、纪检监察机构。负责政府采购全过程监督。

内部控制措施三:重大经济事项由领导班子集体研究决定。新颁布的《A 三甲医院政府采购及内部控制办法》明确:50 万元以上的重大采购项目最终由党委会决议,事项决策遵循少数服从多数原则,决策过程保留书面记录。

二、完善政府采购机构设置

内部控制措施一:政府采购归口管理。医院将原来分散在医学装备科、综合采控办、房产基建科、水电管理科的招标采购业务集中起来,成立招标采购办公室,所有招标采购工作归口统一管理,促使政府采购工作更具集中性、规范性和专业性。避免了招标需求与招标执行职能重叠现象,避免了多头采购、签署合同所造成的内部控制重大缺陷。

内部控制措施二:政府采购相关科室责权明晰。新颁布的《A 三甲医院政府采购及内部控制办法》中明确了招标采购办、医学装备科、房产基建科、后勤服务中心、临床科室等政府采购相关科室的职责权限,做到分工明确,避免职能交叉、缺失。

内部控制措施三:政府采购不相容岗位分离(如表7–1)。新颁布的《A 三甲医院政府采购及内部控制办法》《A 三甲医院合同管理暂行办法》都对政府采购不相容岗位分离作出具体规定,保证不相容岗位相互牵制。

表7–1　A 三甲医院政府采购不相容岗位设置情况

序号	不相容职责	不相容职责的分离设置
1	采购申请与采购审批	各需求科室与各主管职能科室
2	采购参数的初定与采购参数的确定	各需求科室与各主管职能科室
3	采购参数的确定与采购文件的编制	各主管职能科室与招标采购办公室
4	采购文件的编制与采购文件的审核	招标采购办公室与审计科
5	采购方式的确定与采购方式的审核	招标采购办公室与审计科
6	采购执行与采购验收	招标采购办公室与各主管职能科室牵头
7	采购合同的起草与采购合同的审核	招标采购办公室与各职能科室、审计科
8	采购验收与采购入库登记	各主管职能科室牵头与各职能科室库管员
9	采购付款的申请与采购付款的执行	招标采购办公室与财务科

三、改进人力资源政策

内部控制措施一:政府采购人员激励。招标采购办公室鼓励并协助科室员工职称晋升,鼓励科室人员独立或联合发表专业文章、申报专业课题。职称晋升工作与科室人员的切身利益息息相关,同时职称晋升过程也是梳理、总结政府采购各岗位工作,提升创新岗位工作的过程,这种激励方式使科室员工自身发展、科室发展和医院发展紧密结合。

内部控制措施二:政府采购人员培训。招标采购办公室定期组织员工培训,旨在通过业务培训、会务交流,获取政府采购最前沿的政策信息、专业知识和管理方法,确保科室人员的业务能力和综合素质不断提升,适应不断变化的政府采购环境,保证政府采购工作有效开展。

四、完善部门文化建设

内部控制措施一:培养内部控制文化。内部控制和组织文化两者应当相辅相成。采购部门管理层充分认识到内部控制在科室管理中的作用,并进一步做好宣贯,在科室内部形成良好的内部控制管理基调,使每个员工都自觉遵守内部控制的各项要求,强化风险管理和内部控制意识。

内部控制措施二:制定部门员工守则。招标采购办注重成员诚信敬业、合作创新,风险意识。良好的科室文化是建立和完善内部控制的基础。

第二节　健全政府采购风险评估机制

一、提高政府采购风险管理意识

政府采购业务面临很多不确定风险,提高政府采购风险管理意识,虽然不能完全规避风险,但可以在一定程度上降低风险造成的损失。A三甲医院领导层风险意识强,强调政府采购工作一定要合规合法。招标采购办公室将风险意识融入部门文化建设当中,通过完善《A三甲医院采购管理办法》、各种采购方式管理制度及流程、定期在部门内部开展政府采购风险和专业技能培训,强化部门的风险意识,同时鼓励员工参与到部门的内部控制建设当中,使风险管理意识贯穿于政府采购业务的每个阶段。

二、明确政府采购风险管理的目标

风险管理目标的确定是医院政府采购风险评估的前提。根据财政部内部控制相关文件精神,A三甲医院明确:医院政府采购风险管理目标与医院政府采购内部控制目标相同。明确了政府采购风险管理目标,才能评估政府采购风险并采取风险防控措施。

三、建立政府采购风险评估机制

目前,A三甲医院对于政府采购活动中所面临的风险并没有书面化的表达。建立政府采购风险评估机制,梳理A三甲医院政府采购业务流程,并查找各环节的风险点(图7-1),形成风险矩阵(表7-2)并持续更新显得尤为重要,可实现对政府采购风险事项规范性管理。

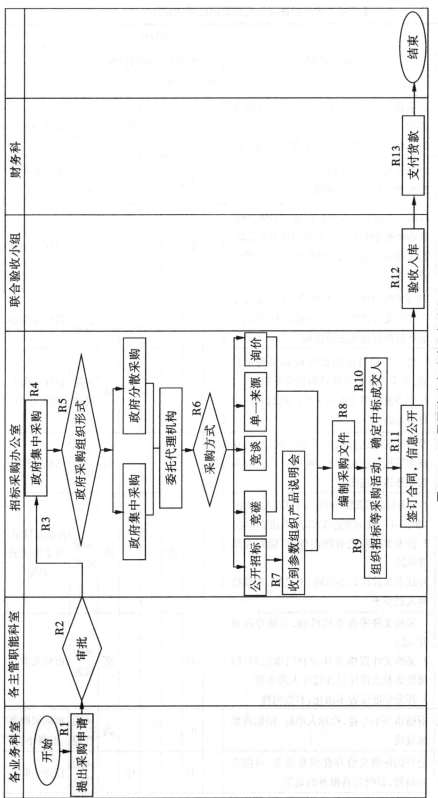

图7-1　A三甲医院政府采购业务流程

表 7-2　A 三甲医院政府采购风险评估矩阵

风险编号	风险目标	风险识别	风险分析						风险应对	责任科室
			发生可能性			影响程度				
			低	中	高	低	中	高		
R1	合法合规效率效益	1.采购申请内容填写不全面,资料不齐全 2.采购申请与现有工作未做好计划衔接			高		中		风险规避	各业务科室
R2	资产安全效率效益	1.未编制年度采购计划 2.大型医疗设备论证缺失		中			中		风险规避	各主管职能科室
R3	合法合规预防腐败	1.政府采购关键岗位职责分工不明,导致采购业务责任不清,影响采购效率和效果 2.关键岗位轮岗不及时,可能造成舞弊或腐败		中			中		风险规避	招标采购办
R4	合法合规效率效益	政府采购制度流程不健全,可能导致采购操作无章可循、采购随意性大、采购不能严格执行相关法律法规		中			中		风险规避	招标采购办
R5	合法合规效率效益	1.纳入集采目录的通用政府采购项目的,未委托集中采购机构代理采购 2.应当通过网上商城采购的项目在院内自行采购		中				高	风险规避	招标采购办监督小组
R6	合法合规预防腐败	没有按规定选择政府采购方式,通过化整为零规避招标采购,可能导致政府采购业务违规违法	低					高	风险规避	招标采购办
R7	合法合规预防腐败	1.业务科室需求参数内容与上级批复采购计划内容不一致,可能造成政府采购违法违规 2.技术参数制定有倾向性,可能存在舞弊风险 3.技术参数设置不明确,不具体,导致投标人钻空子			高			高	风险降低	各业务科室、各主管职能科室
R8	合法合规资产安全预防腐败	1.采购文件未有审核机制,可能存在舞弊风险 2.采购文件资格条件带有门槛限制,歧视性条款或排斥潜在投标人的条款 3.评分标准设置不细化,有指向性		中				高	风险规避	招标采购办
R9	合法合规效率效益	资格审查不专业,投标人串标、陪标现象未发现		中				高	风险规避	招标采购办监督小组
R10	资产安全预防腐败	公开招标成交价存在虚高现象,可能存在腐败,影响公共服务的效果		中			中		风险降低	招标采购办

续表 7-2

风险编号	风险目标	风险识别	风险分析						风险应对	责任科室
			发生可能性			影响程度				
			低	中	高	低	中	高		
R11	合法合规资产安全信息真实	1.采购合同与采购文件、投标文件内容不一致;政府采购合同信息未按规定公开 2.合同条款不完备,如违约责任不明确、采购人的利益得不到保障		中				高	风险规避	招标采购办
R12	资产安全信息真实预防腐败	1.验收内容不明确 2.验收程序不规范,可能造成账实不符或资产损失	低				中		风险规避	各主管职能科室牵头的验收小组
R13	资产安全预防腐败	采购付款出现票据丢失、付款重复现象		中			中		风险规避	招标采购公办室财务科

第三节　规范政府采购控制活动

一、健全政府采购制度和流程

2020 年 1 月 A 三甲医院修订、完善并发布了一系列政府采购相关管理制度及流程图:包括《A 三甲医院采购管理办法》,该办法明确了政府采购决策、执行、监督三者分立控制机制,明确了"三重一大"事项由领导班子集体研究决定,明确了内部审计、纪检监察机构负责政府采购全过程监督,明确了政府采购相关职能科室的分工和权限。同时,招标采购办健全了各种采购方式的管理制度和流程(表 7-3),便于不同岗位政府采购人员按照制度和流程办理业务,自觉规范政府采购行为。只有健全政府采购及内部控制制度,才能做到采购工作有章可循,防范各种采购风险,促进采购廉政建设。

表 7-3　A 三甲医院政府采购内部控制管理制度清单

序号	政府采购内部控制相关制度
1	《A 三甲医院采购管理办法》
2	《A 三甲医院平台招标管理制度及流程图》
3	《A 三甲医院竞争性磋商采购制度及流程图》
4	《A 三甲医院竞争性谈判采购制度及流程图》

续表 7-3

序号	政府采购内部控制相关制度
5	《A三甲医院单一来源采购制度及流程图》
6	《A三甲医院询价采购制度及流程图》
7	《A三甲医院高值医用耗材采购管理制度》
8	《A三甲医院议价采购管理制度》
9	《A三甲医院招标采购办公室管理制度》

二、促进政府采购申请规范有序

（一）采购申请填写要求详细、具体

新的医疗设备采购申请表填写要求更加具体，内容包括：现有设备情况（医院无同类型设备）、对应诊疗项目、耗材使用情况（有无耗材、耗材是否收费）、购买必要性（临床需求、升级换代、科研、新技术、其他）、市场调研（分别写出三个进口、三个国产品牌、价格、优势）等内容。

（二）加强采购与现有工作的有效衔接

由于采购申请、审批，下达采购计划及采购实施需要一定的运行周期，医院要求各需求科室在编制采购申请时尽量提前考虑，尤其是涉及基建维修、设备维保、物业服务等项目要在合同到期前至少半年提出采购申请，以便做好采购与现有工作的无缝衔接，确保医院后勤工作正常有序进行，避免时间仓促致使政府采购不合法不合规。

三、加强政府采购审批管理

（一）采购申请按年度统筹考虑

目前，A三甲医院要求临床科室按年度提交医疗设备采购申请。每年年初各临床科室采购内容先在科室内部集体论证，统筹考虑后提出申请，并由科室主任等3人以上联签生效，报送主管职能部门初步审批，职能部门汇总各临床科室申请后报院办公会或党委会集体审批。审批后形成会议纪要下达采购执行部门。并要求尽量减少科室临时性采购申请，避免采购计划的随意性，提高政府采购效率和效益。

（二）加强大型医疗设备论证

加强大型医疗设备论证。采购50万元以上的大型医疗设备须填写设备投资效益分析报告，购置可行性论证报告应包含6个方面：①申请采购的必要性和依据，本科现有同类仪器设备数量，拟购设备档次；②人员资质、场地等配套情况；③安全性论证，主要是考虑电气安全、操作安全、使用安全、辐射安全等情况;④市场分析;⑤经济分析,投资回收期,考虑年经济收入,预计使用年限,是否有独立收费项目及收费标准,消耗包括年折旧费用,水、电、气、暖、耗材使用及维修保养费等;⑥社会效益分析等内容。论证报告由医学装备委员会签署论证意见。加强大型医疗设备论证,提高政府采购效益,避免缺乏论证造成的重复采购和政府资金浪费。

四、完善政府采购关键岗位管理工作

控制措施一:完善政府采购业务科室关键岗位设置及职责分工。新修订了《A 三甲医院招标采购办公室工作制度》。制度明确了招标采购办公室主任、副主任、内勤人员、采购人员的岗位职责和分工。同时医院招标采购办还制定发布了公开招标、竞争性谈判、竞争性磋商等不同采购方式的采购管理制度及流程图,确保每个岗位的政府采购工作有章可循。并且这些制度还将随着内外部采购环境的变化适时作出修订。

控制措施二:政府采购关键岗位的轮岗方面。该医院颁布了《A 三甲医院招标采购办公室工作制度》。制度规定招标采购办公室主任、副主任实行全院竞聘制。采购人员实行轮岗制,主管职能科室提出人选(比如器械采购人员的主管职能科室是医学装备管理科),由主管领导和招标采购办公室考核后确定,原则上每 3 年轮岗一次,因工作需要或特殊原因,可适当提前或延长。内勤人员由招标采购办主任根据工作情况安排轮岗,原则上每 3 年轮岗一次。

五、规范选择政府采购组织形式

根据《河南省政府采购集采目录及标准 2020 年版》的文件精神,A 三甲医院规定:集中采购目录以内且采购预算 100 万元以上的财政资金采购项目委托集中采购机构代理采购;集采目录以外且采购预算 100 万元以上的财政资金采购项目委托分散采购机构代理采购;集采目录以内并且采购预算 100 万元以下的财政资金零星采购,通过网上商城采购,网上商城没有的医院可以自行采购。

六、规范选择政府采购方式

控制措施一:完善政府采购制度规定。医院根据《2020 年河南省政府采购目录及限额标准》《必须招标的工程项目》等相关法律法规文件精神,在新颁布的《A 三甲医院采购管理办法》中明确规定了不同政府采购方式的使用条件及限额标准:单项或批次预算 100万元以上项目采用公开招标方式采购;100 万元以下的采购项目根据不同的适用条件选择竞争性磋商等不同的采购方式。

控制措施二:加强政府采购方式监督审核。《A 三甲医院采购管理办法》规定:由审

计科和监察室组成的监督小组负责对政府采购方式进行审核。

七、完善政府采购资格审查工作

内部控制措施一:政府采购项目资格审查工作由采购人或代理机构负责。采购人应在采购文件中设置与采购项目相适应的资质条件,不得随意提高或降低资格条件。

内部控制措施二:实时掌握政府采购关于资质条件的最新政策规定并落实。比如采购项目资格条件落实,不得将投标人的注册资本、从业人员等规模条件作为资格要求或者评审因素,也不得将国内产品授权作为资格要求,对投标人实行差别、歧视待遇。妨碍投标商参与政府采购活动,影响政府采购活动的公平、公正性。

内部控制措施三:杜绝串标、陪标行为。在采购文件中明确:存在关联关系的投标人,不得参加同一项目投标活动。并提供投标企业在"全国企业信用信息公示系统"中公示的公司信息、股东或投资人信息(网页截图并加盖投标单位公章),以便采购人横向比较判断投标人是否存在串标、陪标等违法行为,从而提高政府采购工作的公平、公正性。

八、加强政府采购合同管理

内部控制措施一:采购合同联合会签。采购合同由招标采购办公室、申请科室、主管职能科室、审计科、监察室联合会签。重要合同增加医院法务会签。

内部控制措施二:确保采购合同的内容与中标人投标文件内容一致。加强采购合同签订审核,包括项目名称、规格型号、合同金额、质保期、回款方式、质保期等信息,还要关注设备具体配置清单是否一致。避免采购合同与招标内容不一致的现象发生。

内部控制措施三:公开政府采购合同信息。根据法规要求,医院在政府采购合同签订之日起2个工作日内,应将政府采购合同信息在河南省政府采购网上公告,接受供应商和社会监督。采购信息公开体现了公开、公平、公正、充分竞争的原则与特点。

内部控制措施四:加强合同履行控制。一旦发现合同无法按时履行,应及时采取应对措施,视具体情况可以取消合同;将合同乙方加入失信黑名单;延迟履约罚款。以此保证采购人的合法权益和资产安全。

九、提升政府采购验收管理水平

为了防止政府采购重采购、轻验收,提升政府采购验收管理水平,A三甲医院根据实际验收工作经验,完善以下关键控制措施。

内部控制措施一:验收程序合规,联合验收。验收工作由各主管职能科室牵头,业务科室、招标办、审计、监察组成联合验收小组共同验收,签字确认。

内部控制措施二:验收内容统一完备。第一,资料验收。确保验收资料齐全,验收报告所填内容与采购合同一致。各主管职能科室指定专人检查验收所需资料是否齐全。资料包含：验收报告、采购合同、进口报关单、商检单、装箱单、随货同行单、使用说明书、维修手册、产品合格证等资料。第二，设备验收。对设备的到货期是否在合同规定的期限内、生产日期是否在规定的期限、硬件配置是否齐全、软件功能是否能实现、相关信息系统连接是否到位、电气安全等进行验收，确保机器能够安全有效地为临床服务。第三，培训验收。中标厂家必须派专业的工程师对相关医护人员进行系统培训，并通过培训考核。

内部控制措施三：验收结论及异常处理要明确。第一，验收结果要明确。资料完备、硬件齐全、信息联通、软件功能实现。第二，验收异常处理要明确。设备生产日期不符合规定处理规定，退回更换；某些配件与合同不符，提供新配件优于老配件的有效证明。不能提供的退货或按比例扣合同金额。

十、规范政府采购付款

内部控制措施一：完善采购付款发起手续。为了预防舞弊，供应商必须在采购发票、采购合同、验收报告三单齐全的情况下，才能提出付款申请。招标采购办采购员审核项目采购发票、采购合同、验收报告合格后，开始办理采购货款支付申请手续。

内部控制措施二：做好付款项目进展登记工作。第一要做好不同付款方式的项目付款进展情况记录工作。第二要做好项目付款凭证单据审签流转交接记录。做到每个供应商的每笔付款进展情况和相应票据流传情况记录清楚，杜绝票据丢失和重复付款现象的发生。保证医院资金安全，避免医院信誉受损。

第四节　加强信息与沟通建设

信息与沟通是政府采购内部控制的润滑剂，通过良好的信息和沟通，各个部门相互配合，更好地执行政府采购内部控制方案。信息与沟通应该贯穿于政府采购内部控制的控制环境、风险评估、控制活动和评价与监督的始终。

一、政府采购信息化建设

截至2023年，全国大部分省份已经实现政府采购电子化，2019年河南省政府采购开始实行电子化交易，包含审批平台和交易平台两个系统。政府采购审批环节通过河南省政府采购系统实现电子审批，形成政府采购编号，自动推送到河南省公共资源交易平台。在交易平台进行发布招标公示、发布招标文件、答疑澄清文件、开标评标、定标、质疑处理等各环节工作。政府采购信息化的实现，全面提升了政府采购及内部控制水平，实现了全过程可监控、全归档电子化、全项目可追溯的闭环。

二、信息

内部控制措施一:建立政府采购内外部信息列表(表7-4)。保证采购人员适时获取政府采购相关信息。

表7-4 政府采购内部控制重点关注的信息

信息类别	信息内容	获取渠道
内部信息	采购审批信息	会议纪要
	采购规章制度流程信息	医院文件、招标办科室文件
	采购相关财务信息	医院 HRP、HIS 系统信息
	采购表单	医院 OA 系统信息、采购公共邮箱
	采购监督信息	医院监督部门
外部信息	国家法律法规	国家部委网站发布文件;期刊;会议;培训
	监管机构信息	当地监管部门的网站发布文件
	主管部门信息	主管部门网站发布文件
	供应商信息	医院 HRP、HIS 系统信息
	价格信息	互联网、云平台、既往价格、同级医院合同

内部控制措施二:信息有效传递。第一,采购部门搜集国家层面、地方层面政府采购相关法律法规文件精神,通过修订原有政府采购及内部控制办法、制度、流程等方式发布信息并宣贯执行。第二,发布信息报告。如图7-2 所示。

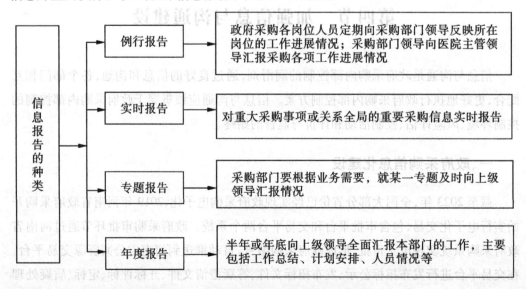

图7-2 政府采购内部控制重点关注的信息

三、沟通

内部控制措施一:确保内部沟通。第一,通过医院院周会领会医院领导对采购工作的要求,及时向主管领导汇报采购工作进展。通过采购部门科室会议传达上级会议精神,布置采购工作,对采购内部控制重点工作进行强调。第二,定期对政府采购各岗位人员进行培训,使员工清楚其内部控制工作目标、工作职责及其相关岗位的工作衔接。

内部控制措施二:完善外部沟通。第一,与供应商沟通。医院可以通过产品说明会、供需见面会、业务洽谈会等多种形式,同政府采购相关职能科室一起与供应商沟通洽谈,了解拟招标项目的技术参数、性能、原理及成交价格等信息。第二,与卫生主管部门沟通。了解卫生主管部门的工作思路和要求,并进行有效的贯彻和落实。第三,与监管部门沟通。当外部监管部门和政策发生变化时,医院应及时向监管部门了解新要求和新变化,及时完善自身的管理制度,做到与时俱进,协调发展。

第五节　改进监督与评价工作

一、监督

内部控制措施一:建立协同监督体系。为保证采购活动的规范运作,A 三甲医院建立了协同监督体系。该体系由招标采购部门内部监督、审计部门监督、纪检监察监督和社会各界监督组成,使各项监督形成合力。

在这个监督体系中,各监督主体的工作重心有所不同。招标采购部门重点关注岗位职责落实情况,采购流程执行情况。审计部重点对招标文件编制、投标单位的资质审查、评标现场、合同签订、履约验收进行全程监督,对招标部门内部控制建设进行评价。此外,还应该对部门负责人开展经济责任审计。纪检监察部门重点关注招标过程中存在的贪污受贿、利益输送、亲属关系等情况,并且对采购投诉和举报进行调查处理。社会监督与医院的社会属性相匹配,A 三甲医院提供举报信箱、投诉热线等有效渠道自觉接受社会各界的监督。全方位、多层次的监督体系,有利于政府采购工作的合法合规、公平公正地有序开展。

内部控制措施二:强化责任追究机制。为确保监督效果,A 三甲医院在明确政府采购人员工作职责的基础上,强化责任追究机制。具体做法是:对于单位内部政府采购人员、监督人员及评标专家发生违法违规问题,立即暂停其工作,按照有关规定追究其责任。对因招标代理公司行为不当,导致采购人出现违法违规问题,应该立即终止与其合作,按照有关规定追究其责任。对存在虚假应标、围标、串标、违法分包、行贿中标等不正当竞争行为的中标人和供应商,要根据相关法律法规、招投标文件和合同规定追究其责任,将当事中标人和供应商加入单位招标采购"黑名单",并向上级主管部门报备,规定其1~3 年不得再参与 A 三甲医院采购活动。

二、评价

内部控制措施三:建立医院政府采购内部控制评价。《规范(试行)》第63 条规定,医院应开展政府采购内部控制评价。一般来说,由于内部审计部门在医院处于相对独立的地位,而且其工作内容、业务特点与内部控制评价工作存在密切关联,医院可以考虑授权内部审计部门负责本单位内部控制评价的实施工作。若医院设置了单独的内部控制机构如内部控制委员会及其常设机构,也可授权其牵头开展自我评价。此外,医院还可以委托外部专业机构实施内部控制自我评价。A 三甲医院指定监督小组牵头组织政府采购内部控制有效性评价工作。"以评促建"使该医院政府采购内部控制形成持续评价持续改进的良性循环的闭环管理模式。

第六节　完善公立医院政府采购内部控制指标体系

通过 A 三甲医院政府采购内部控制的提升方案的实施,形成了一整套具有医院行业特点的政府采购内部控制指标体系。该指标体系包含内部控制五大方面,25 个指标,56 条内部控制措施。如表7-5 所示。

表7-5　公立医院政府采购内部控制指标体系

五要素	内部控制指标	内部控制措施
控制环境	内部控制机制	措施1:三权分立制约机制。措施2:独立的内审、监察机构。措施3:重大事项集体决策制度
	机构设置	措施1:政府采购归口管理。措施2:政府采购相关科室责权明晰。措施3:政府采购不相容岗位分离
	人力资源	措施1:政府采购人员激励。措施2:采购人员培训
	部门文化	措施1:培养内部控制文化。措施2:制定部门员工守则
风险评估	风险管理意识	风险管理意识贯穿于政府采购业务的每个阶段
	风险管理目标	确定政府采购风险管理目标是政府采购风险评估的前提
	风险评估机制	梳理政府采购各环节的风险,进行风险识别和分析,形成本医院风险矩阵并持续更新

续表7-5

五要素	内部控制指标	内部控制措施
控制活动	采购申请	措施1:采购申请填写规范。措施2:鼓励年计划申请
	采购审批	采购申请按年度统筹考虑;加强大型医疗设备采购论证
	采购关键岗位	措施1:关键岗位设置及职责。措施2:采购关键岗位轮岗
	政府采购制度	修订政府采购办法;健全不同采购方式管理制度和流程
	采购组织形式	正确选择政府集中采购、分散采购、自行采购组织形式
	采购组织方式	措施1:完善政府采购制度。措施2:加强政府采购方式监督审核
	采购参数	措施1:通过产品说明会,充分了解技术参数。措施2:联合确定技术参数。措施3:单一来源技术参数专家论证。措施4:政府采购进口产品技术参数专家论证。措施5:杜绝采购技术参数内容与政府批复项目不一致的现象发生
	采购文件的编制和审核	措施1:细化、量化评分办法。措施2:完善技术参数证明材料。措施3:落实政府采购政策。措施4:惩处虚假应标行为。措施5:完善采购文件的审核机制
	政府采购资格审查工作	措施1:政府采购项目资格审查工作由采购人或代理机构负责。措施2:实时掌握政府采购关于资质条件的最新政策规定并落实。措施3:杜绝串标、陪标行为
	设定控制价	通过产品说明会、泰茂云平台价格科学设定控制价
	采购合同	措施1:采购合同联合审核。措施2:确保采购合同的内容与中标供应商的投标文件内容一致。措施3:按规定将政府采购合同内容信息公开。措施4:加强合同履行控制
	验收与保管	措施1:验收程序合规,联合验收 。措施2:验收内容统一完备。措施3:验收结论及异常处理要明确
	采购付款	措施1:完善采购付款发起手续。措施2:做好付款项目流转登记工作
信息与沟通	政府采购信息系统	措施1:逐步建立政府采购及内部控制信息系统。措施2:系统设置不相容岗位账户及权限
	内外部信息	措施1:建立政府采购内外部信息列表。措施2:信息有效传递
	内外部沟通	措施1:确保内部沟通。措施2:完善外部沟通
监督与评价	监督机制	措施1:建立协同监督体系。措施2:强化责任追究机制
	评价机制	建立医院政府采购评价
共五要素	25个指标	56条控制措施

各医疗机构可运用该政府采购内部控制指标体系及内部控制措施,完善政府采购全流程各环节的内部控制工作,提升政府采购精细化管理水平,防范经济运行风险,促进政府采购廉政建设。该指标体系亦可根据上级政策要求动态调整。

第八章　公立医院政府采购内部控制评价模型的构建

第一节　政府采购内部控制评价模型的构建思路

以美国 COSO 内部控制五要素为基本框架,综合《行政事业单位内部控制规范(试行)》《关于开展行政事业单位内部控制基础性评价工作的通知》《企业内部控制评价指引》当前内部控制研究热点——风险管理理念对内部控制评价指标的具体要求,并结合公立医院政府采购内部控制的特性,制定了政府采购内部控制评价指标体系。评价指标的构建分为目标层、准则层、要素层及评价要点。

一、目标层

将公立医院政府采购内部控制评价作为目标层,目标层下面为准则层。根据 COSO 内部控制整合框架和风险管理整合框架的理论依据,借鉴我国《企业内部控制评价指引》设立控制环境、风险评估、控制活动、信息与沟通和监督与评价五个指标作为准则层。

二、准则层

(一)控制环境

根据《行政事业单位内部控制规范(试行)》《关于开展行政事业单位内部控制基础性评价工作的通知》所附《行政事业单位内部控制基础性评价指标评分表》及其填表说明,和《行政事业单位内部控制规范(试行)》对政府采购内部控制的具体要求,结合公立医院政府采购的具体工作特点,将控制环境评价指标初步设定为权力运行机制、组织架构、人力资源三个指标。由于政府采购是单位重要业务,且是风险防范和廉政建设的重要领域,因此组织文化建设也是不容忽视的方面,借鉴我国《企业内部控制评价指引》的要求,将组织文化列入控制环境要素层指标,如表 8-1 所示。

表8-1　控制环境评价指标初步筛选方案

目标层	准则层	要素层	评价要点
政府采购内部控制有效性评价	控制环境	权力运行机制	是否建立了决策、执行、监督相互独立、相互制约机制
		组织架构	是否设置专门的政府采购及内部控制机构或明确归口管理部门及政府采购相关部门的职责权限
		组织文化	组织文化是否积极向上
		人力资源	人员激励满足业务发展和职工发展需要

(二)风险评估

根据《行政事业单位内部控制规范(试行)》《企业内部控制评价指引》和2013版COSO的17项基本原则的要求,结合A三甲医院政府采购内部控制工作经验,将风险评估分为风险评估目标、风险识别与评估机制、风险防范措施三个要素层指标,如表8-2所示。

表8-2　风险评估评价指标初步筛选方案

目标层	准则层	要素层	评价要点
政府采购内部控制有效性评价	风险评估	风险评估目标	组织是否设定风险评估目标,以便识别与其相关的风险
		风险识别与评估机制	是否建立风险评估机制对政府采购整个业务流程进行风险分析和识别,找出关键的环节,并将风险进行评估和分类
		风险防范措施	针对重大风险、重要风险及一般风险是否有相应的防范措施

(三)控制活动

依据《行政事业单位内部控制规范(试行)》《关于开展行政事业单位内部控制基础性评价工作的通知》对政府采购内部控制评价指标的具体要求,同时结合A三甲医院政府采购实际业务中存在的具体问题,将控制活动分为政府采购制度和流程、政府采购制度流程执行、岗位职责明细、政府采购合法合规、落实政府采购政策、验收与保管、合同审核及归口管理、预算审批与付款等若干个要素层指标,如表8-3所示。

表8-3 控制活动评价指标初步筛选方案

目标层	准则层	要素层	评价要点
政府采购内部控制有效性评价	控制活动	建立政府采购制度和流程	涵盖预算与计划;申请与审批;验收入库;不同采购方式工作流程是否健全
		政府采购制度流程执行	建立政府采购制度和流程执行有效
		岗位职责明晰	根据内部控制目标,员工明确内部控制职责
		政府采购合规	严格按照政府采购目录及限额标准执行政府采购,应采尽采;按照批复的预算和计划组织政府采购业务;按规定选择采购方式
		政府采购政策	落实节能环保、促进中小企业发展等政策
		政府采购方式变更和进口产品报批	用非公开招标方式采购公开招标限额以上的项目及采购进口产品均要报批
		验收与保管	是否办理固定资产验收、移交手续,移交手续是否齐全、合规
		合同审核及管理	合同归口管理;重要合同联合审核;合同签订的流程及过程管理是否合
		预算审批与付款	采购款项的支付是否合规

（四）信息与沟通

《行政事业单位内部控制规范(试行)》要求单位应运用信息化手段加强内部控制。《行政事业内部控制基础性评价指标评分表》也要求单位应建立内部控制管理信息系统。同时借鉴我国《企业内部控制评价指引》、2013版COSO的17项基本原则的要求,结合A三甲医院政府采购内部控制工作经验,将信息与沟通评价指标初步设定为建立采购管理信息系统、系统设置不相容岗位及职权和各部门沟通协调,如表8-4所示。

表8-4 信息与沟通评价指标初步筛选方案

目标层	准则层	要素层	评价要点
政府采购内部控制有效性评价	信息与沟通	建立采购管理信息系统	建立政府采购内部控制信息系统,功能覆盖主要业务控制和流程
		系统设置不相容岗位及职权	政府采购业务中不相容岗位和职责在系统中分别设置账户和权限
		各部门沟通协调	是否建立政府采购及内部控制相关部门沟通协调机制;是否建立有效的外部沟通

（五）监督与评价

《行政事业单位内部控制规范(试行)》要求单位应当建立健全内部监督制度,同时应该对单位内部控制有效性进行评价。借鉴我国《企业内部控制评价指引》、2013 版 COSO 内部控制框架要素和 17 项基本原则的要求,结合 A 三甲医院政府采购内部控制工作经验,将监督与评价指标初步设定为监督机制和评价机制。如表 8-5 所示。

表 8-5　监督与评价评价指标初步筛选方案

目标层	准则层	要素层	评价要点
政府采购内部控制有效性评价	监督与评价	监督机制	政府采购全过程监督机制;监督效果;监督发现的问题及时反馈给相关业务部门
		评价机制	是否定期进行内部控制评价;对内部控制缺陷及整改进行跟踪检查与评价实施的情况及效果

第二节　政府采购内部控制评价模型的形成

评价指标初步筛选完成后,医院聘请院内院外学术界、实务界相关专家共 5 人组成专家组,专家组成员如表 8-6 所示。

表 8-6　评价专家信息

专家类别	职务	职称	备注
院外专家	高校会计专业教授	高级会计师	省会计领军人才
院外专家	某省级审计行业高级讲师	高级审计师	
院外专家	某省级三甲医院采购部主任	高级经济师	
院外专家	会计师事务所专家	高级会计师	注册会计师
院外专家	大型国企内部控制业务专家	高级会计师	

专家组从指标选取的合规性、全面性、系统性、可操作性等方面进行了论证,并提出了指标修改意见。

一、控制环境

1. 依据《行政事业单位内部控制基础性评价指标评分表》填表说明,政府采购不相容岗位与职责分离控制分值 6 分,是重要评价指标,专家组建议在控制环境下单列不相容岗位指标。

2.由于政府采购工作属于医院重要业务和高风险岗位,对组织成员的素质要求较高。借鉴2013版COSO内部控制17项原则内容,将崇尚诚信和廉洁自律、正面向上的道德品质纳入组织文化评价要点。

3.由于从政府采购内部控制评价角度考虑,聘用、薪酬等人力资源评价内容不涉及,可以将要素层人员资源指标删除,将必要的人员激励评价要点从人力资源转入组织文化评价要点,将定期轮岗纳入不相容岗位评价要点。有利于整个指标体系精简、重点突出。

二、风险评估

专家组对这一部分指标的设置基本认可,但认为当外部环境、管理环境发生重大变化时应进行风险重估,这部分内容应当增加至评价要点中。

三、控制活动

1.专家组认为控制活动要素层指标设置太过细致,并对指标同类合并处理,将建立政府采购制度和流程与政府采购制度流程执行合并为政府采购制度和流程一个指标,但从设计和执行两个角度进行评价。

2.将政府采购岗位职责明晰删除,并入控制环境中的组织架构,通过政府采购相关部门的职责权限明晰评价要点考核,同时并入不相容岗位,通过政府采购岗位各自负担内部控制相关责任。

3.将要素层指标政府采购合规、落实政府采购政策、政府采购方式变更和采购进口产品报批三项内容合并为政府采购合法合规。在政府采购合法合规评价要点中增加:政府采购归口管理、按规定做好政府采购业务质疑投诉答复工作、定期对政府采购业务信息进行分类统计,并在医院内部进行通报。

4.由于预算审批在政府采购制度评价中已经反映,将要素层预算审批与付款改为采购付款。控制活动评价指标从制度建立、采购执行、合同、验收到最后付款,形成按照政府采购全业务流程设计评价指标的规律,有利于整个评价指标体系思路明晰、重点突出、层次分明。

四、信息与沟通

1.专家组认为应将系统设置不相容岗位和权限并入采购管理信息系统,建立健全政府采购及内部控制信息系统。

2.我国《企业内部控制评价指引》要求建立内部信息渠道,畅通内部信息传递,2013版COSO内部控制框架要素和17项基本原则进一步要求组织内外部信息的内容明晰和信息有效传递。专家组建议在信息与沟通要素层增加内外部信息指标。将政府采购质疑投诉信息传递是否畅通加入内外部信息评价要点。

3.专家组认为沟通不仅包含部门之间的良好沟通,也包含部门内部的及时有效沟通。建议将各部门沟通协调改为内外部沟通协调。

五、监督与评价

专家组对这一部分指标的设置认可,不存在异议。

依据上述专家组的所提的建议,我们对评价指标模型进行整合、修改、完善,最终形成了公立医院政府采购内部控制评价模型(图8-1)。该模型共包含目标层一个指标,准则层5个指标,要素层17个指标。以上三个层次形成了比较完善的公立医院政府采购内部控制评价模型。

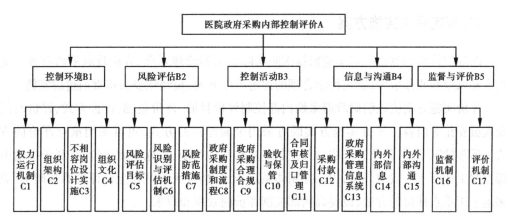

图8-1　医院政府采购内部控制评价模型

公立医院政府采购内部控制评价模型涵盖了内部控制"五要素"和政府采购全流程各关键业务,指标体系既包含了行政事业单位内部控制基础性评价所要求的全部指标,同时借鉴了我国《企业内部控制评价指引》、2013版COSO的17项基本原则和《企业风险管理——整合框架》的评价要求。这套评价指标较基础性评价指标更为全面系统,有利于全面评价医院政府采购内部控制情况,发现内部控制薄弱环节,全方位提升医院政府采购内部控制水平。各级公立医院可以根据医院规模和工作要求选择,以财政部2016年发布的《关于开展行政事业单位内部控制基础性评价工作的通知》中列示的评价指标作为政府采购内部控制评价的最低、最基本的指标。

第三节　政府采购内部控制评价的实施程序

根据《行政事业单位内部控制规范(试行)》的规定,公立医院内部控制评价的实施程序一般包括:组成政府采购内部控制评价小组、制定评价实施方案、制定内部控制评价表、实施现场测试、形成评价结果、编制评价报告。

一、组成政府采购内部控制评价小组

内部控制评价小组一般由纪委书记担任组长,办公室设在纪检监察室或内审室,可邀请熟悉医院政府采购情况的相关职能科室骨干参加。评价小组成员对本科室政府采购内部控制评价工作实行回避制度。

进行内部控制评价时,要确保评价人员全面掌握医院政府采购内部控制评价的工作流程、评价方法、评价表的填制要求、评价结果的形成标准、评价工作纪律要求,必要时可聘请外部专业机构比如会计师事务所人员参与和指导评价工作。

二、制定评价实施方案

医院纪检监察室或内审室应根据医院实际情况和管理要求,分析政府采购业务全流程主要风险和业务事项,制定科学合理的评价工作方案,报经党委会审批通过后实施。

评价实施方案应该明确政府采购内部控制评价目的、评价范围、评价方式、评价时间及人员安排等内容。评价实施方案既可采用全面评价的方式,也可采用重点评价的方式。通常情况下,医院政府采购内部控制建立和实施初期,实施全面评价,有利于推动内部控制工作深入有效地开展;内部控制体系趋于成熟后,医院可在全面评价的基础上,更多地采用重点评价的方法,以提高内部控制评价的效率和效果。

三、制定内部控制评价表

参照《行政事业单位内部控制规范(试行)》及政府采购相关法律法规,医院须制定政府采购内部控制评价表,评价表中设置有相关评价指标、权重、分值。评价人员须根据现场检查测试打分。

四、实施现场测试

了解被评价科室政府采购内部控制基本情况。评价小组与评价科室主任及相关人员充分谈话沟通,了解其单位层面和政府采购业务层面内部控制设计和执行的基本情况。收集相关材料,比如最近一次内部控制评价或审计发现的问题及整改情况。

确定评价范围和重点。通过上述基本情况的了解,内部控制评价小组明确评价范围、评价重点和抽样数量,选取内部控制重点评价样本、控制点和流程,并结合评价人员专业背景进行合理分工。检查重点和分工情况可根据实际情况进行必要调整。

开展现场测试。评价小组根据评价人员分工,综合运用定量和定性评价方法,对政府采购内部控制设计和执行的有效性进行现场测试,并按要求填制工作底稿、记录相关测试结果,并初步认定内部控制缺陷。工作底稿应交叉复核签字,并由评价小组组长签字确认。

五、形成评价结果

评价小组汇总工作底稿、测试打分结果,计算该医院政府采购内部控制总得分。对现场初步认定的内部控制缺陷进行全面复核,对于认定的内部控制缺陷,应当结合医院领导班子的要求,提出整改建议。

六、编制评价报告

综合政府采购内部控制整体情况,结合评价结果和认定的内部控制缺陷,客观公平公正地编制政府采购内部控制评价报告。对于认定的内部控制缺陷,应当结合医院领导班子的要求,提出整改建议,要求相关科室及时整改,并跟踪整改落实情况;对于已造成损失和负面影响的,应建议党委会做出追究相关人员责任的决定。

第九章　公立医院政府采购及内部控制案例介绍

第一节　Ａ三甲医院基本情况

Ａ三甲医院创建于1952年,是一所学科设置齐全、技术力量雄厚、医疗设备先进的三级甲等综合医院。医院为全年"无假日医院",是国家药物临床试验机构;河南省医保、河南省新农村合作医疗、河南省大病救助、河南省异地就医、河南省直干部保健及郑州市医保等定点医疗机构。

Ａ三甲医院有本部综合院区(设有床位2 000张)、郑州市内院区(设有床位300张)和经开区新院区三个院区。位于经开区的新院区占地426亩,拟开设床位3 000张,将建成一个现代化、规模化、综合化的新院区。医院现有职工2 890余人,有教授、副教授300余人,博士生导师、硕士生导师150余人,是河南省主要的医学人才培养基地之一,是河南省首批博士生培养点和博士后流动站。

医院具有明显的临床特色。重症医学入选国家疑难病症诊治能力提升工程;有泌尿外科学、精准医学、脑血管病学三个院士工作站。重症医学、心血管学、神经病学、内分泌病学、老年医学、呼吸病学、妇产科学入选河南省直机构医疗服务能力提升工程;产科学、生殖医学、妇科学、脑血管病学、神经病学、泌尿外科学、心血管外科学、重症肌无力、胸外科学、心电诊断学、心血管病学、消化病学、麻醉学、护理管理学、专科护理学15个学科被河南省卫健委评为河南省医学重点学科;康复医学、肿瘤治疗学被评为河南省医学重点培育学科;脑血管病转化医学为河南省重点实验室,重点学科的数量在全省省级综合性医院中排名第三。胸外科、妇科、产科、神经外科、脑血管病、肿瘤内科、心血管内科、麻醉疼痛、内分泌、呼吸内科10个专业入选国家药物临床试验机构资格认定。重症医学、生殖医学、微创医学和介入治疗等均居省内领先水平。医院开展的多项医疗技术在省内甚至国内独具优势。如ECMO及其支持下的各种急危重症救治技术,妇科、产科常见及危重症诊治体系,人类辅助生殖技术,消化、呼吸疾病的内镜微创治疗,心脏和肿瘤的介入治疗,帕金森病、癫痫、糖尿病、泌尿系疾病的治疗技术,心血管康复体外反搏治疗,脊柱外科、髋膝关节置换等。

医院拥有雄厚的科研及教学实力。医院在脑血管病学、精准医学、感染性疾病及重症医学、心血管病学、消化病学、妇产科学等部分领域科学研究居国内、省内领先地位。是国家全科医生临床培养基地、国家卫健委临床药理实验研究基地、全国首批四级妇科内镜手术培训基地、国家级ECMO培训基地、中国初级创伤救治国家级培训基地、中国食管心脏电生理技术中心,中国残联康复人才培养基地等,并当选为中国临床营养联盟副秘书长单位、中国妇产科联盟常务理事单位等。设有河南省卫健委肝病防治重点实验室、河南省子宫颈癌防治中心、河南省泌尿系结石诊治中心、河南省高血压研究会以及郑州大学消化疾病、胸腔疾病、脑血管病、神经疾病、神经生物学、医学微生态学、医学生物工程、泌尿外科等科研诊疗研究所。一些在省内甚至国内颇有影响的医学期刊,如国家级《中国实用神经疾病杂志》,省级《胃肠病学和肝病学杂志》《河南外科学杂志》以及SCIE期刊——《生命科学学报》(系郑州大学学报海外版)等编辑部均设在我院。是我省内为数不多的获准开展辅助生殖技术的医疗单位。

医院拥有一批在国内和省内先进的诊疗设备。如世界先进的256排新双源CT、3.0T核磁共振系统(MRI),国内先进的数字减影血管造影机(DSA)、四维彩超、"290"电子胃镜、心脏中心监护系统、人工肝、肝肿瘤射频治疗系统、无痛胃镜、无痛肠镜、电子宫腔镜、3D电子腹腔镜和电子胸腔镜、TCT、LEEP刀、体外震动排石机(我院研发获国家专利)、体内超声气压弹道碎石机、当前世界先进的电子输尿管软镜、经直肠前列腺超声定位多点穿刺仪、全飞秒准分子激光治疗仪、全自动生化分析仪等。

医院国际、国内学术交流活跃。经常同美、英、德、日等国家和港、澳、台地区进行广泛的学术交流与合作,多次成功举办了国家级和省级不同医学领域的大型学术活动。

在社会各界的广泛关注和大力支持下,医院坚持"以病人为中心"的办院宗旨和"厚德 博学 精医 济世"的医院院训,以"特色突出 国内知名"为愿景,加快改革步伐,实行科学管理,注重行风教育,开展优质服务,积极引进国内外新技术、新项目,不断增强服务能力和水平,取得了丰硕的成果。近年来,医院先后获得全国"群众满意的卫生计生机构""全国优质服务示范医院""全国卫生系统先进集体""全国医改创新奖""全国优质服务岗""河南省医改创新示范医院"等荣誉称号,得到了社会各界的广泛认可与高度评价。

第二节 A三甲医院政府采购管理制度建设情况

一、政府采购制度建设情况

A三甲医院根据国家相关政策法规,结合医院实际,制定符合自身需求的政府采购规章制度,明确政府采购相关各部门的职责权限,进一步优化采购业务流程,让新接手工作的人员有章可循、有规可依,在参照国家政策法规的基础上,按照医院的规章制度,知道政府采购各相关部门的职责是什么,采购流程环节和步骤具体如何办理,让国家相关政策法规真正落地,具有很强的操作性。相关制度见表9-1。

表9-1　A三甲医院政府采购管理制度清单

序号	政府采购相关内控管理制度	备注
1	《A三甲医院采购管理办法》	
2	《A三甲医院省平台招标采购管理制度》	
3	《A三甲医院竞争性磋商采购管理制度》	
4	《A三甲医院竞争性谈判采购制度》	
5	《A三甲医院单一来源采购制度》	
6	《A三甲医院询价采购制度》	
7	《A三甲医院科研经费零星采购管理制度》	
8	《A三甲医院高值医用耗材采购管理制度》	
9	《A三甲医院采购验收管理制度》	
10	《A三甲医院采购合同管理制度》	

二、机构人员设置及岗位职责

　　A三甲医院于2017年独立设置了招标采购办公室,将原来分散的采购业务归口管理,并成立了A三甲医院采购工作领导,小组采购领导小组由医院党政领导班子成员组成。采购领导小组统一领导、组织、协调全院的采购工作;审议医院采购规章制度;督促检查采购制度落实;审核医院医用物资采购经费预算,审定医用物资集中采购计划和重大物资采购项目。

　　招标采购办公室负责具体采购工作。招标采购办设正职1名,副主任2名,内勤2名,器械采购人员1名,后勤采购人员2名,药品采购人员1名。共9人组成。

　　招标采购办公室主任、副主任实行全院竞聘制。其他人员实行轮岗制:主管科室提出人选,由主管领导和招标采购办公室考核后确定,原则上每3年轮岗一次,因工作需要或特殊原因,可适当提前或延长。采购人员的人事关系,调入招标采购办公室,避免两个科室管理,给工作带来不便,采购人员在招标采购办公室完成聘期后再调入原科室。原则上,招标采购办公室一年有一人次外出业务培训或会议培训或政策培训或职业道德培训,参与培训人员以演示文档(PPT)形式汇报培训学习心得。平时定期组织办公室内培训活动。

（一）招标采购办公室职责

1. 贯彻国家、省有关招投标、政府采购的法律法规及规章制度。

2. 根据采购计划,依照职能部门提供的技术要求编制采购文件。

3. 在指定媒体发布采购公告。

4. 拟定项目采购方式和采购时间。

5. 负责发标、组织评标,办理中标通知书。

6. 负责填写评标记录表,撰写评标报告。

7. 组织合同会签。

8. 项目联合验收。

9. 处理招标质疑,及时向招标领导小组汇报。

10. 负责采购项目的档案管理。

（二）招标采购办公室主任岗位职责

1. 贯彻国家、学校、上级管理部门的政府采购法律法规、方针、政策、制度。

2. 负责本科室的全面工作;统筹协调采购工作中的各项任务。

3. 牢固树立服务意识和全院一盘棋的思想,对所采购的设备、材料定期征求使用科室意见。

4. 建立健全政府采购规章制度,提升采购工作制度化及规范化水平。

5. 负责审定和完善本科室工作计划、总结、工作制度、汇报材料等材料。

6. 在审计、纪检或评委的监督下负责我院医疗器械、卫生材料、后勤物资、办公用品等采购工作。确保采购工作的公开、公平、公正、规范、优质、高效。

7. 完善招标采购办职责分工,并落实到人,确保招标采购工作顺利开展。

8. 督促采购人员按照招标标的或联合洽谈的物品价格进行采购。

9. 负责处理采购质疑,及时向采购领导小组汇报。

10. 审定招标文件、控制价,签订合同。

11. 负责指导本科室人员培训,掌握本科人员的工作、思想情况,做好技术培训工作,并向医院提出奖惩意见。

12. 组织重大项目招标文件及参数的论证工作。

13. 完成领导交办的其他任务。

（三）招标采购办公室副主任岗位职责

1. 在主任领导下做好收集、统计采购信息的工作。

2. 拟订本科室工作计划、总结、汇报材料、报告等材料。

3. 拟定政府采购相关制度。

4. 负责对接招标代理机构的各项业务。

5. 拟订相关招标文件。

6. 公共资源交易平台招标项目。

7. 院内磋商项目的相关工作。

8. 采购合同的审核。

9. 联合验收工作。

10. 协助主任处理采购质疑。

11. 组织采购工作相关专题培训。

12. 配合主任做好招标办各项工作。

13. 负责本部门信息化工作的日常运行维护和管理。

14. 参与重大项目招标文件及参数的论证工作。

（四）招标采购办公室内勤人员岗位职责

1. 在院内、院外媒体发布采购公告、产品说明会公告。

2. 负责采购项目报名,初审投标公司及产品资质。

3. 拟定相关招标文件,负责招标文件发放工作。

4. 采购项目市场价格的查询。

5. 采购会议前期准备工作。

6. 采购合同的会签。

7. 采购合同的管理。

8. 采购资料的管理。

9. 组织平台招标项目的产品说明会。

10. 参与平台项目的开标、记录。

11. 负责查询平台开标项目的控制价。

12. 参与草拟平台招标项目的采购文件。

13. 负责采购合同信息的登记完善。

14. 招标、询价资料、采购合同、验收报告整理归档登记工作。采购全过程资料、合同、验收资料归档齐备完好,包括严禁私自涂改、增减、抽取、撤换档案材料,严禁泄漏档案内容。

（五）招标采购办公室采购人员工作职责

1. 采购人员严格遵照医院的规章制度进行采购。

2. 采购人员要加强与临床科室的沟通交流,进行货源调查,择优选购,杜绝购入质次价高的物品。

3. 贵重物品、批量采购物品应会同采控、纪检、审计科室人员共同看样品后集体议价后再进行采购。

4. 采购人员要按照医院及科室有关规定,每年索取、审查归档保存供应商的各种资质材料,保证采购的物品资质合规齐全;对不具备合法完善资质的供应商,一律不得与其发生业务往来。

5. 收到审批后的物资申请→审查申请内容是否完整→及时上报科主任登记→积极组织货源→协调供求关系→保障物资供应。

6. 采购人员所购物品到货入库前必须协同库房人员细致、认真地核对其名称、数量、规格型号、质量,无误方可办理入库手续。

7. 收到发票后,首先审查发票的合法性,然后再次核对与入库物品的名称、数量、规格型号、价格是否一致、无误后及时办理入库手续。

8. 按照《A 三甲医院采购管理办法》的规定进行应急采购事件处理。

三、公立医院政府采购管理制度及流程图

A 三甲医院政府采购管理制度及其他相关制度共含有十二个制度:①《A 三甲医院采购管理办法》;②《A 三甲医院省平台财政资金招标管理制度》;③《A 三甲医院竞争性磋商采购管理制度》;④《A 三甲医院单一来源采购管理制度》;⑤《A 三甲医院询价采购管理制度》;⑥《A 三甲医院议价采购管理制度》;⑦《A 三甲医院高值医用耗材采购管理制度》;⑧《A 三甲医院采购合同管理制度》;⑨《A 三甲医院采购验收管理制度》;⑩《A 三甲医院科研经费零星采购管理制度》;⑪《A 三甲医院评标专家库管理制度》;⑫《A 三甲医院采购代理机构管理制度》,这些制度共同形成了 A 三甲医院政府采购及内部控制的制度体系。

(一)A 三甲医院采购管理办法

第一章　总　则

第一条　为了规范 A 三甲医院采购行为,保证采购项目的质量,提高采购资金的使用效益,确保资产安全和使用有效,促进医院廉政建设,更好地为医院医教研工作服务,根据《中华人民共和国招标投标法》(1999 年)、《中华人民共和国政府采购法》(2002)、《政府采购非招标采购方式管理办法》(2013 年财政部令第 74 号)及其他相关法律法规文件精神,结合医院实际,对原《A 三甲医院招标议标管理办法(试行)》(院字[2016]29号)进行修订。现将修订后的《A 三甲医院采购管理办法(2021 年修订)》印发给你们,请遵照执行。

第二条　本办法所称采购项目,主要包括医疗设备、医用器械、医用耗材与试剂、基建工程、后勤类物资、办公用品、信息类产品及服务等采购项目。

第三条　坚持计划采购,由需求科室提出采购计划并依次报批后,招标采购办实施

采购。原则上,采购按年度计划,经科学论证后,实施计划采购;遇特殊情况应单独上报审批,实施计划外采购。

第四条 医院采购工作必须坚持服务医教研、规范保障的宗旨,做到依法、规范、适质、适价、适时。

第五条 任何部门或个人不得将未经规定采购程序购买的设备、耗材、试剂等医疗器械应用于临床诊疗。任何部门或个人不得违规接受社会捐赠资助。

第二章 组织机构设置和职责

第六条 医院成立采购领导小组作为医院采购工作的领导机构,采购领导小组由医院党政领导班子成员组成。采购领导小组主要职责为以下内容。

(一)统一领导、组织、协调全院的采购工作;

(二)审议医院采购规章制度;督促检查采购制度落实;

(三)审定医院年度采购计划、采购项目和采购项目经费预算。

第七条 招标采购办公室负责具体采购工作,主要职责为以下内容。

(一)贯彻国家、省有关采购的法律法规、规章制度及文件精神;

(二)根据采购计划,依照职能部门提供的参数编制采购文件;

(三)负责发标、组织评标,撰写评标记录表;

(四)负责采购项目控制价的确定工作;

(五)组织合同会签;

(六)配合主管职能科室进行项目联合验收;

(七)根据需要组织第三方专家对招标文件进行复核论证;

(八)及时收集、整理和妥善保管采购资料,不得伪造、隐匿或销毁。保存期限从采购活动结束之日起至少15年。

第八条 医学装备管理科、后勤保障中心、信息中心等职能科室履行下列职责。

(一)组织编制和审核年度采购计划,编报采购预算;

(二)组织编报并确定采购项目技术要求,具体包含主要参数、软硬件配置等内容;

(三)组织实施采购项目联合验收;

(四)组织协调供应商为用户提供产品技术培训、维护保养等后续服务;

第九条 临床等需求科室履行下列职责。

(一)编制本科室采购需求、资金预算和采购项目效益论证报告;

(二)配合主管职能科室编制采购项目技术要求(包含主要参数、软硬件配置清单等);

(三)配合做好科室采购、合同会签和项目联合验收等工作。

第十条 医院成立采购监督小组参与医院采购工作,对采购活动实施全程监督,依法查处采购活动中的违法行为。监督小组由医院纪检监察室、审计科工作人员共同组成。主要职责为以下几点。

（一）按照国家相关法律法规，对采购活动实施全程监督；

（二）审核采购方式和采购文件；

（三）对投标人的资质条件进行复审；

（四）负责工程建设项目标底、控制价的制定；

（五）对评标委员会专家的抽取进行监督；

（六）会签采购合同文件、监督联合验收工作。

第三章　采购方式

第十一条　严格按照有关法律法规规定，根据采购项目资金来源、采购金额规范选择采购方式，具体采购方式包括以下六种，六种采购方式适用情形见附件一。

（一）公开招标采购；

（二）竞争性磋商采购；

（三）竞争性谈判采购；

（四）单一来源采购；

（五）议价采购；

（六）邀请招标。

第十二条　财政资金单项或批次采购预算大于100万元（含100万元）的项目，纳入河南省公共资源交易中心，委托第三方代理公司公开招标。特殊情况下采用非公开招标采购方式的项目，依次经医院党委会、河南省财政厅批准后执行。集中采购目录以内的采购项目按照集中采购规定执行。

第十三条　自筹资金单项或批次采购预算大于100万元（含100万元）的项目，纳入河南省公共资源交易中心，委托第三方代理公司公开招标。未达到公开招标数额标准且公开招标所需时间不能满足紧急需要的，经医院党委会批准，可以转院内竞争性磋商采购。

第十四条　财政资金单项或批次采购预算5万元以上100万元以下的采购项目，委托第三方代理公司进行竞争性磋商采购。

集中采购目录以内且采购限额标准100万元以下的零星采购按照政府采购网上商城、协议供货的有关规定执行。

第十五条　自筹资金单项或批次采购预算5万元以上100万元以下的采购项目，在院内进行竞争性磋商采购。

第十六条　单项或批次采购预算5万元以下的采购项目、纳入河南省高值医用耗材挂网目录内的高值医用耗材，在院内进行议价采购。

第四章　采购程序

第十七条　编制预算和计划。需求科室编报的采购需求及预算应报医学装备管理科、后勤保障中心、药学部等主管职能科室审核，逐级报批、充分论证后按项目预算金额经院长办公会、党委会审议通过，确定采购计划及预算。原则上，采购计划按年度编报。

第十八条　采购审批。需求科室填写采购申请，主管职能科室流转完成各级审批手续。

（一）单项或批次采购预算 5 万元以上的项目，由需求科室填写采购申请表（见附件二、三、四、五），相关职能科室负责人、相关主管院长依次审批，报院长办公会、党委会研究同意后，招标采购办公室按程序采购。

采购预算 50 万元以上的项目最终报党委会决议，采购预算 50 万元以下的项目最终报院长办公会决议。

价值 50 万元以上的大型医疗设备采购，需求科室应向主管职能科室提交《医疗设备投资购置申请论证报告》。

单项或批次采购预算 5 万元以下，半年内累计采购预算达 10 万元以上的项目，应按 5 万元以上项目执行审批手续，由主管职能科室负责监管。

（二）单项或批次采购预算在 5 万元以下的项目，由需求科室填写采购申请表（见附件二、三、四、五）后，相关职能科室负责人、相关主管院长依次审批后，招标采购办公室按程序采购。

第十九条　医学装备管理科、后勤保障中心、信息中心等职能科室向招标采购办公室转交院长办公会或党委会批件、需求科室采购申请资料及项目技术要求。招标采购办按程序采购。

第二十条　院外省公共资源交易中心采购流程：招标办收到项目技术要求、组织产品说明会、签订第三方代理协议、进口产品论证或单一来源论证并公示（仅财政资金项目）、省财政厅政府采购处审批（仅财政资金项目）、省公共资源交易中心审批、编制招标公告及文件、经审计科审核通过后发布、制定控制价经党委会通过后发布、组织院外开标、结果公示、签订合同、联合验收、资料归档。

第二十一条　院内竞争性磋商采购流程：发布竞磋公告、接受供应商报名、制作竞磋文件、组织竞磋会议、结果公示、签订合同、联合验收、资料归档。

第二十二条　院内议价采购流程：发布议价公告、接受供应商报名、组建议价小组、协议定价、形成议价结果、联合验收、资料归档。

第二十三条　单一来源采购流程：根据需求科室的单一来源论证说明，发布单一来源采购公示，无异议后编制单一来源采购文件，经审计审核后发布，组织协议定价、公示成交结果、签订采购合同、联合验收、资料归档。

第二十四条　采购文件中要求投标人提交投标保证金的,投标保证金一般为采购项目预算价的2%,且必须从投标人的基本账户转出。投标保证金的有效期与投标有效期一致。

第二十五条　办公家具、办公用品、消杀用品、电脑耗材、被服织物、后勤维修耗材、卫生材料等物资,根据物价波动水平及供货情况,每1年或2年组织院内竞争性磋商采购。

第二十六条　评审委员会。在河南省公共资源交易中心开标的采购项目,医院派1名或2名院内专家参与评标。采购项目符合下列情形之一的,医院派2名院内专家参与评标。

(一)采购预算金额在1000万元以上;

(二)技术复杂;

(三)社会影响较大。

院内评标由医院评标委员会负责。院内评标委员会由主管院领导、医学装备管理科、后勤保障中心、信息中心等相关主管职能科室及招标采购办相关负责人、临床相关领域专家、审计科、纪检监察室相关人员组成。

评标专家和评标委员会成员的名单在中标结果确定前应当保密。与投标人有利害关系的人不得进入相关项目的评标委员会;已经进入的应当更换。

第二十七条　中标人或成交人确定后5日内,应将中标、成交结果进行公示。

第二十八条　应急采购。

(一)应急采购的范围。

1.因自然灾害、事故灾难需紧急采购的货物、工程和服务项目;

2.因公共卫生和社会安全事件需紧急采购的货物、工程和服务项目;

3.临床科室若出现无法预见的紧急情况,需临时一次性采购医用耗材的;

4.医院党委会、院长办公会研究认定的需紧急采购的货物、工程和服务项目。

(二)应急物资采购程序

1.招标采购办收到党委会或院长办公会下达的应急采购交办事项后,可直接组织与相关供应商进行谈判,并签订应急采购合同。特别应急的情况下,指标采购办收到医院下达的应急采购任务后,可先行采购,并向党委会或院长办公会汇报应急采购情况;

2.日常连续性采购目录内的紧缺应急物资,招标采购办可应急新增供货单位,价格参照原采购价格及市场行情确定。应急采购结束此类供货关系自动解除。对保障有力和贡献大的供应商,可以保留;

3.应急事件中,国家相关部门出台应急采购便利化规定的,可不执行医院采购程序,按上级相关规定执行便利化采购程序。

第五章　合同与验收

第二十九条　自中标通知书发出之日起30个工作日内完成合同会签,并依据会签加盖合同公章。

采购文件中对中标人有提交履约保证金要求的,应当在中标人按照规定提交履约保证金后签订合同,履约保证金的比例一般不超过合同总额的10%。

第三十条　采购项目安装调试合格后启动联合验收程序。采购预算5万元以上的各类项目,验收由主管职能科室牵头,招标采购办公室、需求科室、监督小组共同参与联合验收并出具验收报告。主管职能科室包括:医学装备管理科、后勤保障中心、信息中心等。采购预算5万元以下的各类项目,由主管职能科室或所辖库管人员、招标采购办公室相关人员、需求科室相关人员负责验收并出具验收报告。

第三十一条　保修工作。医疗设备类项目,验收后的保修工作由医学装备管理科负责。基建工程类、水电类项目,保修工作由主管职能科室负责。

第六章　质疑与投诉处理

第三十二条　参与采购活动的供应商认为下列事项使自己权益受到损害的,可在采购公告发布后、收到采购文件后、评审排序结果公布后7个工作日内,向招标采购办公室提出书面质疑,供应商应一次性提出针对同一采购程序环节的质疑。

(一)采购文件存在限制性、倾向性、排他性条款的;

(二)招标采购办公室或者相关人员与供应商有利害关系,应当回避而未回避的;

(三)采购程序违反国家相关规定的;

(四)供应商之间存在串通行为的;

(五)其他供应商提供虚假资料的;

(六)其他违反采购相关法律法规使自己权益受到损害的事项。

第三十三条　招标采购办公室接到书面质疑应在7个工作日内作出答复,并以书面形式通知质疑供应商和质疑相关的供应商,答复的内容不得涉及商业秘密。

第三十四条　提出质疑的供应商对招标采购办公室答复不满意的,可以在收到书面答复之日起15个工作日内,向医院监督部门反映。

第七章　监督检查

第三十五条　纪检监察室、审计科对采购工作负有监督职责,应按照职责分工,加强对采购活动的监督检查,及时纠正采购过程中出现的违纪违规行为。

第三十六条　按照不相容岗位相互分离的内控要求,采购申请与采购审批;采购执行与采购验收;采购验收与采购入库;采购合同签订与采购验收;其职责应当清晰明确,相互分离、相互监督。

第八章　罚则

第三十七条　参与项目采购的医院工作人员有下列情形之一的,视其情节轻重给予通报批评或行政处分,情节严重的依法追究其刑事责任。

（一）不按规定方式和程序组织采购的;

（二）泄漏应当保密的与招标活动有关的情况和资料,或者与投标人串通损害医院或其他人的合法权益的;

（三）以不合理要求限制或排斥投标供应商,对供应商实行差别待遇,与投标人恶意串通,串标、围标的;

（四）收受投标人的财物或其他好处的;

（五）按照规定应交由招标采购办公室采购而自行采购的;

（六）擅自变更物资采购计划的;

（七）其他违反国家法律法规的行为。

第三十八条　参与项目采购的其它单位和个人,在采购活动中违规操作,损害医院利益的,列入黑名单,医院保留依法追究其法律责任的权利。

第九章　附则

第三十九条　本办法未尽事宜,按照国家相关规定执行。

第四十条　本办法自印发之日起执行,本办法由医院采购领导小组负责解释。

（二）A 三甲医院省平台招标采购管理制度

根据《中华人民共和国政府采购法》《中华人民共和国政府采购法实施条例》《关于加强河南省管高校和医院招标投标监管工作的通知》和《河南省卫健委关于进一步规范和加强省直医疗卫生计生单位招标投标活动有关工作的紧急通知》等法律法规文件精神,结合医院实际,制定本制度。流程图见图 9-1。

一、平台财政资金招标适用范围:单项或批次采购预算 100 万元以上的基建维修、医疗设备、后勤保障物资及服务等采购项目,资金来源为财政资金。

二、招标采购办收到党办、院办下达的交办事项,收到职能部门及申请科室确认的项目参数,组织产品说明会。产品说明会由申请科室、招标采购办公室、职能科室、审计室共同参与。

三、招标采购办公室将采购项目委托第三方代理公司,并签定《招标采购委托代理协议书》。

四、根据项目需求,代理公司组织进口参数论证及单一来源论证,我院职能部门和申请科室派专家共同参与论证（采购国产项目不需进口参数论证）。进口参数、单一来源论证结果公示不得少于 5 个工作日。

五、招标采购办公室向河南省财政厅申报采购项目,等待审批通过。

六、招标采购办公室协助代理公司向河南省公共资源交易平台申报采购项目,等待审批通过。

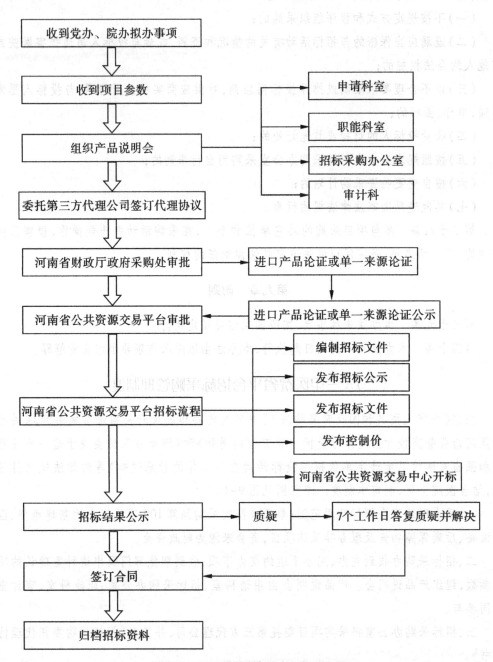

图9-1 A三甲医院省平台招标流程图

七、招标采购办公室协同代理公司执行河南省公共资源交易平台招标采购流程。

1.发布招标公示(5个工作日)。

2.发布招标文件(5个工作日)。

3.项目在河南省公共资源交易中心开标。自招标文件发出之日起至投标人提交投标文件截止之日止,最短不得少于 20 日。

八、采购人自收到评标报告之日起 5 个工作日内确定中标人。采购人应当自中标人确定之日起 2 个工作日内公告中标结果,招标文件应当随中标结果同时公告。中标公告期限为 1 个工作日。

九、投标人对采购文件、采购过程、中标结果有异议的,应当在知道或者应知其权益受到损害之日起 7 个工作日内提出。投标人提出质疑应当提交质疑函和必要的证明材料。

采购人、采购代理机构应当在收到质疑函 7 个工作日内作出答复,并以书面形式通知质疑供应商和其他有关供应商。

十、排名第一的中标人放弃中标,因不可抗力不能履行合同、不按照招标文件要求提交履约保证金,或者被查实存在影响中标结果的违法行为等情形,不符合中标条件的,招标人可以按照中标候选人排序依次确定其他中标候选人为中标人,也可以重新招标。

十一、采购人与中标人应当在中标通知书发出之日起 30 日内,按照招标文件签订采购合同。

十二、招标文件要求中标人提交履约保证金的,中标人应当按照招标文件的要求提交,履约保证金不得超过合同金额的 10%。

十三、归档平台自有资金招标资料。项目结束后,整理该项目纸质版资料汇编一本、所有投标单位电子版投标文件存档。采购文件保存期限为从采购结束之日起至少保存 15 年。

(三) A 三甲医院竞争性磋商采购管理制度

根据《中华人民共和国政府采购法》第三十条、第三十八条和《政府采购非招标采购方式管理办法》第三章之规定,结合医院实际,制定本制度。流程图见图 9-2。

一、竞争性谈判采购方式适用条件如下。

1.非采购人原因,招标所需时间不能满足用户紧急需要的;

2.招标后没有供应商投标或者没有合格标的,或者重新招标未能成立的。

公开招标的货物、服务采购项目,招标过程中提交投标文件或者经评审实质性响应招标文件要求的供应商只有 2 家时,采购人经本级财政部门批准后可以与该两家供应商进行竞争性谈判。

二、向上级财政主管单位申请竞争性谈判采购方式时,应当提交下列申请材料。

1.在省级以上财政部门指定的媒体上发布招标公告的证明材料。

2.采购人、采购代理机构出具的对招标文件和招标过程是否有供应商质疑及质疑处理情况的说明。

3. 评标委员会或者 3 名以上评审专家出具的招标文件没有不合理条款的论证意见。

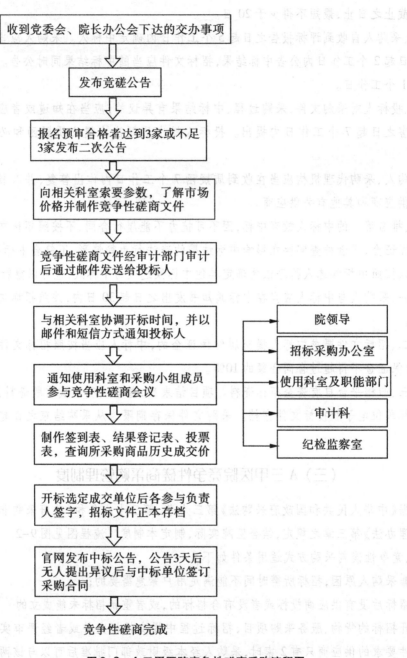

图9-2　A 三甲医院竞争性磋商采购流程图

三、招标采购办收到党委会、院长办公会下达的交办事项,收到职能部门及申请科室确定的项目参数,在河南省政府采购网、A 三甲医院官方网站发布竞争性谈判公告。

公告应当载明采购人相关信息、采购项目的基本概况、供应商资格条件及获取竞争性谈判文件的办法等必要的事项。

四、招标采购办公室应当根据采购项目的特点和职能部门提供的技术参数编制谈判文件。谈判文件应当明确谈判程序、谈判内容、合同草案的条款以及评定成交的标准等事项。

五、从竞争性谈判文件发出之日起至供应商提交文件截止之日止不得少于3个工作日。

澄清或修改谈判文件可能影响文件编制的,采购人应当在提交响应文件截止时间至少3个工作日前,以书面形式通知供应商,不足3个工作日的,应当顺延提交响应文件的截止时间。

六、评审由谈判小组负责。谈判小组由主管院长、申请科室、职能科室、招标采购办公室、审计室、监察室等相关科室专家3人以上单数组成,其中专家人数不得少于成员总数的三分之二。

七、谈判过程中,谈判小组可以根据情况实质性变动采购需求中的技术、服务要求以及合同草案条款,但不得变动谈判文件的其他内容。

八、谈判小组应当按照质量和服务均能满足采购文件实质性要求且最后报价最低的原则确定成交供应商。

九、成交供应商确定后2个工作日内,招标采购办公室将成交结果在医院官方网站进行公示3日;中标人应当自收到中标通知之日起5个工作日内将书面合同(合同格式见招标文件)签章并送至招标人处,招标人应当在5个工作日内完成合同审核、合同会签及盖章手续。

十、谈判文件中对成交供应商有提交履约保证金要求的,应当在成交供应商按照规定提交履约保证金后签订合同,履约保证金的比例一般不得超过合同总额的10%。

十一、归档竞争性谈判资料。项目结束后,整理该项目纸质版资料汇编和所有谈判供应商投标文件存档。采购文件保存期限为从采购结束之日起至少15年。

(四)A三甲医院单一来源采购管理制度

为了规范医院单一来源采购流程,增强医院应急采购能力,根据《中华人民共和国政府采购法》《政府采购非招标采购方式管理办法》,结合医院采购工作实际,制定本办法。流程图见图9-3。

一、单一来源采购的适用范围

1.只能从唯一供应商处采购的;

2.发生了不可预见的紧急情况不能从其他供应商处采购的;

3.必须保证原有采购项目一致性或者服务配套的要求,需要继续从原供应商处添购,且添购资金总额不超过原合同采购金额百分之十的。

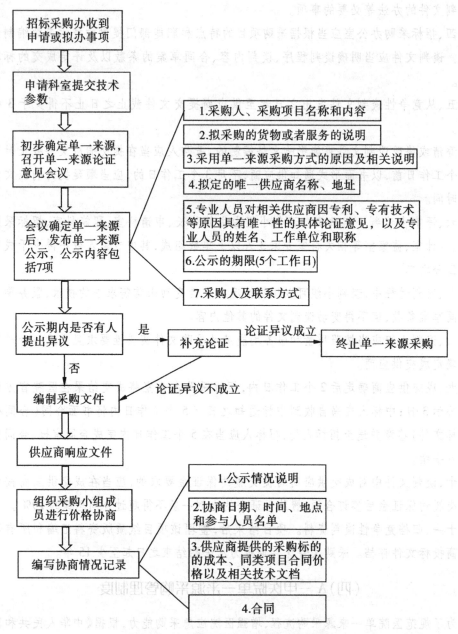

图9-3　A三甲医院单一来源采购流程图

二、单一来源论证

采用单一来源采购方式之前需进行单一来源论证。可采用以下两种方式论证。

1. 院内组织单一来源论证。单一来源论证委员会成员由招标采购办公室、医学装备管理科和医院相关专业专家组成。

2. 委托第三方招标代理公司进行单一来源论证。

三、单一来源采购流程

组织单一来源论证委员会成员论证申请,给出论证意见→公示单一来源采购→编制采购文件、供应商响应文件→组织单一来源采购会议→编写采购会议记录→签订合同完成采购。

详见 A 三甲医院单一来源采购流程图。

四、单一来源采购公示

在省级以上公开媒体公示,内容包括以下几点。

1. 采购人、采购项目名称和内容;

2. 拟采购的货物或者服务的说明;

3. 采用单一来源采购方式的原因及相关说明;

4. 拟定的唯一供应商名称、地址;

5. 单一来源论证委员会对相关供应商因专利、专有技术等原因具有唯一性的具体论证意见,以及专业人员的姓名、工作单位和职称;

6. 公示的期限为 5 个工作日;

7. 采购人及联系方式。

五、公示异议的处理

任何单位对单一来源采购方式公示有异议的,可以在公示期内将书面意见反馈给招标采购办公室或招标代理机构。

招标采购办公室在公示期满后 5 个工作日内,组织补充论证,论证认为异议成立的应采取其他采购方式采购;论证认为异议不成立的,将补充论证的意见告知提出异议的单位。

六、单一来源采购情况记录

单一来源采购情况记录,作为采购依据建档保存,其内容包括以下几点。

1. 单一来源采购公示的情况说明;

2. 协商日期、时间、地点和参与人员名单;

3. 供应商提供的采购标的成本、同类项目合同价格以及相关专利、专有技术情况说明;

4. 合同主要条款及价格商定情况。

七、单一来源采购的终止

出现下列情形之一的,应当终止单一来源采购,重新采用其他采购形式采购。

1. 因情况变化,不满足本办法第一条单一来源适用条件的;

2. 对单一来源采购公示有异议且论证异议成立的;

3. 出现影响采购公正的违法、违规行为的;

4. 报价超过采购预算的。

（五）A 三甲医院询价采购管理制度

为加强医院询价采购管理工作,规范采购管理流程,根据《中华人民共和国政府采购法》第三十二条、第四十条和《政府采购非招标采购方式管理办法》第五章之规定,结合医院实际,制定本制度。

一、询价采购的适用范围

单项或批次采购预算 5 万元以下的医用耗材、办公用品、后勤物资及服务等采购项目。

二、询价采购的条件

《A 三甲医院非医疗器械项目采购申请表》或《A 三甲医院医疗器械、耗材采购申请表》采购申请审批手续齐备的采购项目,且该采购项目从未执行采购或执行采购超过一年期限的,执行询价采购程序。

三、询价小组

询价小组由招标采购办公室、申请科室、价格管理科、感染管理科、审计室和纪检监察室组成。申请科室负责判断产品的性能、质量和服务是否满足实际需求,价格管理科负责确认拟采购产品是否符合价格管理要求,感染管理科负责确认拟采购产品是否满足医院感染要求,审计室负责审查供应商资质,纪检监察室负责监督询价全过程。

四、询价采购流程

流程图见图9-4。

（一）询价公告

招标采购办公室在医院官方网站和河南省政府采购网发布询价采购公告。

（二）供应商报名、报价

根据询价公告,供应商提供报名资料,招标采购办公室收齐备案,审计室审核供应商及产品的相关资质。根据情况查验"四证"(即营业执照、医疗器械注册证、医疗器械经营许可证、医疗器械生产许可证),以及公司的其他资料。资质不齐全的一律不准参与询价,从而保证医用耗材的质量。

同时组织供应商对产品进行报价,对报名者进行价格初筛。

原则上,招标采购办公室对3家以上供应商进行询价采购;询价公告发布两次报名厂家仍不足3家,而临床科室急需的,询价时参考同类产品限价或供应商须提供相同产品近期2~3家同级医院销售发票作为依据。从而确保形成公平合理的采购价格。

（三）询价会

招标采购办公室组织报名供应商进行报价,询价小组从性能、质量和服务均能满足采购实质性要求的供应商中,按照报价由低到高的顺序提出3名成交候选人,原则上价格最低者为成交供应商。询价小组成员在询价采购结果登记表中签字确认,完成询价采购。

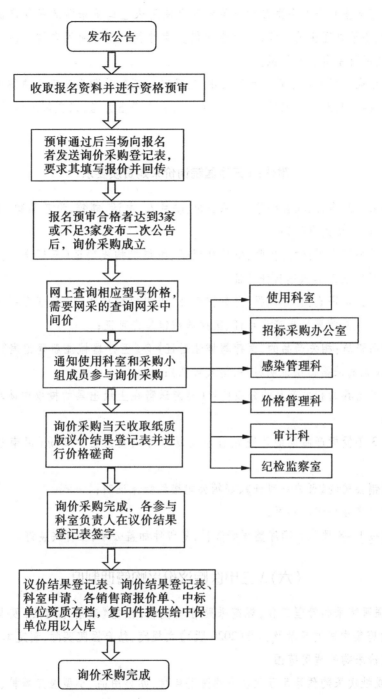

图9-4　A三甲医院询价采购流程图

四、询价档案

询价会结束后,招标采购办公室对询价资料进行整理存档,内容包括:询价采购结果登记表原件;供应商资质(详见附件)。

五、任何科室和个人不得自行采购和私自使用未经询价采购的任何产品,否则招标采购办公室不予办理相关手续,并拒绝向供货商付款。违规使用自购产品者,引起的一切后果由使用科室负责人承担。

六、科室在使用询价采购产品过程中,应及时向招标采购办公室反馈使用结果,以便对出现问题的产品及时要求供货商更换或向供货商提出索赔,以更好地保护医院和患者的利益。

附件:A 三甲医院询价采购资质要求

1. 询采产品名称、项目编号、经销公司、联系人、电话、邮箱、设备品牌、型号和产地(A4 竖版打印,格式自拟);

2. 经销公司资质:营业执照、税务登记证、组织机构代码证(三证合一企业只需提供营业执照)、医疗器械销售许可证;

3. 生产公司资质:营业执照、税务登记证、组织机构代码证(三证合一企业只需提供营业执照)、医疗器械生产许可证、医疗器械销售许可证;

4. 产品资质:相关产品的《医疗器械注册证》含《医疗器械注册登记表》;具备网采资格凭证(无网采需提供证明材料,格式自拟);

5. 厂家出具的相关产品的分级授权(转配送需在上级出具的授权中体现原配送公司名称);

6. 近 3 年投标产品同级医院销售合同复印件或发票至少 2 份(河南省级医院优先);

7. 经销公司的《开户许可证》,经销公司缴纳社保证明;

8. 相关产品介绍及彩页;

9. 请按 1~8 项先后顺序整理好资料,复印件加盖公章,拉杆夹装订。

(六)A 三甲医院议价采购管理制度

为加强医院采购管理工作,规范采购管理流程,根据《政府采购法》及其实施条例、《河南省政府集中采购目录及标准(2020 版)》之规定,结合医院实际,制定本制度。

一、议价采购的适用范围

单项或批次采购预算 5 万元以下的医用耗材、办公用品、小型医疗器械、后勤物资及服务等采购项目。

二、询价采购的条件

《A 三甲医院非医疗器械项目采购申请表》或《A 三甲医院医疗器械、耗材采购申请表》采购申请审批手续齐备的采购项目,且该采购项目从未执行采购或执行采购超过 1

年期限的,执行议价采购程序。

三、议价小组

议价小组由招标采购办公室、申请科室、价格管理科、感染管理科、审计室和纪检监察室组成。申请科室负责判断产品的性能、质量和服务是否满足实际需求,价格管理科负责确认拟采购产品是否符合价格管理要求,感染管理科负责确认拟采购产品是否满足医院感染要求,审计科负责审查供应商资质,纪检监察室负责监督议价全过程。

四、议价采购流程

流程图见图9-5。

(一)议价公告

招标采购办公室在医院官方网站和河南省政府采购网发布议价采购公告,议价公告发布日期为3个工作日,议价文件的发布自开始之日起不少于3个工作日。

(二)供应商报名、报价

根据议价公告,供应商提供报名资料,招标采购办公室收齐备案,审计科审核供应商及产品的相关资质。根据情况查验"四证"(即营业执照、医疗器械注册证、医疗器械经营许可证、医疗器械生产许可证),以及公司的其他资料。资质不齐全的一律不准参与议价,从而保证医用耗材的质量。同时组织供应商对产品进行报价,对报名者进行价格初筛。

原则上,招标采购办公室对3家以上供应商进行议价采购;议价公告发布两次报名厂家仍不足3家,可与该一家或两家报名者进行议价。议价时参考同类产品限价或供应商须提供相同产品近期2~3家同级医院销售发票作为依据。从而确保形成公平合理的采购价格。

(三)议价会

招标采购办公室组织报名供应商进行报价,议价小组从性能、质量和服务均能满足采购实质性要求的供应商中,按照产品报价、质量、性能综合考量确定成交供应商。议价小组成员在议价采购结果登记表中签字确认,完成议价采购。

五、议价档案

议价会结束后,招标采购办公室对议价资料进行整理存档,内容包括议价采购结果登记表原件、供应商资质。

六、任何科室和个人不得自行采购和私自使用未经议价采购的任何产品,否则招标采购办公室不予办理相关手续,并拒绝向供货商付款。违规使用自购产品者,引起的一切后果由使用科室负责人承担。

七、科室在使用议价采购产品过程中,应及时向招标采购办公室反馈使用结果,以便对出现问题的产品及时要求供货商更换或向供货商提出索赔,以更好地保护医院和患者的利益。

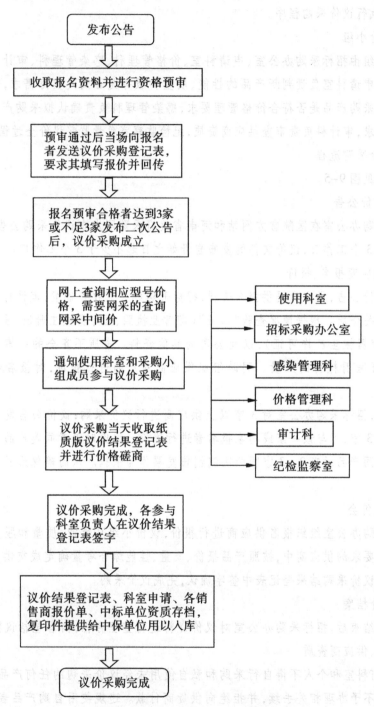

图9-5　A三甲医院议价采购流程图

（七）A 三甲医院高值医用耗材采购管理制度

为进一步加强医院的高值医用耗材采购管理工作，规范采购管理流程，保障供给，抑制不合理消耗，根据《高值医用耗材集中采购工作规范（试行）》卫规财发【2012】86 号及《关于印发〈河南省高值医用耗材集中采购工作规范（试行）的通知〉》豫卫药政【2014】7 号等河南省高值医用耗材管理相关规定，制定本办法。

一、确定范围

高值医用耗材是指作用于人体、对安全性有严格要求、临床使用量大、价格相对较高、社会反映强烈的医用耗材。主要包括电生理类、非血管介入类、骨科耗材、口腔科类、起搏器类、人工器官、神经外科类、体外循环及血液净化类、血管介入类、眼科类耗材、其他类。

二、遴选程序

根据临床使用科室的需求，我院高值医用耗材管理委员会遴选确定本机构高值医用耗材使用目录。

三、采购品种

采购河南省集中采购目录所列产品，原则上不得采购省集中采购目录外的高值医用耗材，如有特殊需要，须按程序报同级集中采购管理机构审批同意，待省平台增补挂网后进行采购。

采购品种增补：属于直接挂网采购目录名称范围内，但规格型号、生产企业不在目录内的产品，经销商填写"直接挂网采购产品增补表"，经临床使用科室申请、主管职能科室审批同意，耗材委员会决议后，招标采购办公室完成医院盖章确认手续后，上传河南省卫健委药政处审批。待省平台增补挂网后进行采购。公共资源交易平台—医药采购系统—医疗机构产品申报系统，进行网上采购品种增补。

四、价格形成

我院高值医用耗材使用目录内，有限价的高值医用耗材，严格执行带量采购价格、高值医用耗材和试剂谈判价格，不得高于限价采购。

我院高值医用耗材使用目录内，无限价的高值医用耗材，招标办组织议价会，参考同类产品限价、同级医院销售价格与经销商议价形成采购价格（见议价采购管理制度）。

五、采购途径

根据我院高值医用耗材使用目录，通过河南省医药采购平台发布网上采购订单，按照规定进行高值医用耗材网上采购。

六、配送管理

高值医用耗材由生产企业或经销企业配送。生产企业和经营企业必须通过医药采购平台确认关系，按照有关规定进行订单确认、备货、配送。

七、临时使用高值医用耗材的管理

因紧急特殊情况使用我院高值医用耗材使用目录外的高值医用耗材,临床科室填写《A 三甲医院医疗器械、耗材采购申请表》,相关领导审批后,招标采购办公室与经销商议价形成采购价格。我院高值医用耗材管理委员会定期对临时使用的高值医用耗材进行遴选,条件成熟的可以增补进我院高值医用耗材使用目录。

八、签订合同

根据《关于印发〈高值医用耗材集中采购工作规范(试行)〉的通知》卫规财发【2012】86 号和《合同法》的规定,每年与高值耗材经销企业签订购销合同。明确网采代码、品种、规格、数量、价格、回款时间等内容。

根据《河南省医药购销领域商业不良记录实施办法》豫卫药政【2014】4 号文,每年与医用耗材经销企业签订购销合同,明确产品、规格、价格、回款时间、违约责任等内容。同时签订承兑合同(仅年销售额 60 万元以上的厂家签订)和廉洁购销合同。

(八)A 三甲医院采购合同管理制度

第一章　总则

第一条　为加强医院合同管理工作,规范医院对外经济活动,有效维护医院的合法权益,减少和避免因合同风险带来的经济损失,根据《中华人民共和国合同法》《行政事业单位内部控制规范》《河南省省直医疗卫生单位内部审计工作管理暂行规定》和有关法律、法规,结合医院工作实际,制定本办法。

第二条　本办法适用范围:医院各行政职能部门、医疗科室与外单位以 A 三甲医院名义签订的经济、技术、医疗、科学研究等合作的所有合同。

第三条　医院各类对外经济业务,除即时结清或按规定可以不订立书面合同外,应当订立书面合同或协议,明确双方权利义务。没有订书面合同的经济业务,也应由相关职能科室出具书面情况说明并经院领导批示,或有相关会议记录,作为付款依据。

第四条　对外签订合同的主体为 A 三甲医院,禁止以医院内部科室和机构的名义对外签订合同。

各职能部门在订立、变更、解除合同时,必须按规定使用"A 三甲医院"印章。若制作合同专用章,则改为合同专用章。

医院所有对外签订的合同均应加盖医院公章或合同专用章,盖职能部门章无效。

第二章　合同管理部门

第五条　合同所涉业务主管职能科室、招标采购办公室、监察室、审计室、院长办公室为合同的管理部门。

第六条　订立合同前应当确定合同所涉业务事项的承办科室和承办人。

对于需经过招标和议标程序确定对方当事人的事项,招标采购办公室为合同承办科室;对于不需经过招标和议标程序确定对方当事人的事项,该事项的主管科室为合同承办科室。

第七条　合同承办科室负责组织合同所涉业务的市场调研,并提供详细的调研报告;负责组织合同项目的协商和谈判,并应邀请熟悉相关专业技术、法律和财务知识的人员参与,以保证合同的科学性、合法性;负责合同文本的起草、修改、会签、履行、变更、解除等事宜。

第八条　监察室和审计室为合同监督部门,负责审核合同内容;会签合同;参与合同纠纷的协商、调解、仲裁、诉讼等工作;监督合同履行。

第九条　院长办公室为医院各类合同的统一保管部门,按照医院规定加盖公章,分门别类进行妥善保管。

第三章　合同的签订

第十条　合同的订立应当按照下列程序进行。

1. 承办科室起草合同文本;

2. 监察室和审计室对合同文本及相关资料进行审核;

3. 主管院长审核后经院办公会议审批;

4. 合同签署。

合同文本确定之后,由承办科室组织合同会签。

经过招标采购办公室招标和议标程序后签订的合同,由招标采购办公室、监察室、审计室、使用科室或主管职能科室会签。其他合同由主管职能科室、使用科室和审计室会签。

5. 医院各类经济合同须由相关科室会签后,报经院长批准后,院长办公室加盖医院公章后生效。

第十一条　关于合同文本,凡国家或地方有标准示范文本的,应当优先使用;如无标准示范文本的,合同的起草工作应以我方为主承担。

第十二条　合同一般应当具备以下条款。

1. 合同主体的名称、姓名和办公场所等;

2. 合同标的的数量、质量标准等内容;

3. 价款或者报酬的支付方式及结算方式;

4. 履约期限、地点及方式;

5. 合同生效条件、订立日期、合同期限;

6. 合同变更、解除及终止的条件;

7.合同争议的解决方法；

8.违约责任及赔偿损失的计算方法；

9.其他应当具备的条款。

合同的语言应准确、严谨、简练。合同中的术语、特有词汇、重要概念应设专款进行解释,涉及金额的数字应同时注明大写。

第四章　合同的履行、变更和解除

第十三条　合同生效后,合同所涉业务主管科室应及时检查合同履行情况。及时发现影响合同执行的各种不利情况,并提出相应对策或者建议,及时行使合同解除权、违约责任追究权等法定权利,避免或减少医院损失。

第十四条　合同在履行过程中一般不可随意变更,需要进行变更或解除时,应双方协商一致。变更、解除合同应当采用书面形式。并按规定的审批权限和程序进行。

第十五条　合同到期后,双方若无特殊约定,则合同自动失效。

各职能科室应对本部门合同的履行情况实施动态监管,在合同到期前应及时向主管院领导汇报合同执行情况,确定是否续签合同或者按照招标议标程序重新选择合作方,防止出现合同到期仍在执行或无合同和协议付款的情况。

第十六条　合同中订有保密条款或附有保密协议的,合同解除后,其效力不受影响,如果涉及双方当事人的变更或合同内容的变更,应变更保密条款或保密协议。

第五章　合同纠纷的处理

第十七条　合同主管职能科室应及时收集对方违约的证据,以便出现合同纠纷时医院能够处于主动地位,降低经济损失。

第十八条　合同纠纷经双方协商达成一致处理意见的,应订立书面协议,双方代表签字并加盖公章。

无法协商解决的纠纷,如属对方过错或违约,先向主管院领导汇报,并经院办公会议同意,可向相关仲裁委员会申请仲裁或向人民法院起诉,主管业务部门应及时提出仲裁或应诉意见。

凡属我方责任的合同纠纷,应查明原因,分清责任,要求责任人承担责任,并责令其及时采取补救措施,减少医院损失。

第六章　合同归档保存

第十九条　合同签订后和履行过程中,合同承办科室应按规定对其经办的合同文件资料进行收集、整理,及时移交院办档案室集中归档保管。

应该归档保存的合同文件资料主要包括:正式签订的合同文本正本原件;合同履行

过程中签订的有关补充协议、变更协议;各种批准文件;与合同签订和履行相关的其他资料等。

第二十条　合同承办科室应对本部门业务合同统一进行编号、整理,妥善保存。

第二十一条　本办法自发布之日起实行。

第二十二条　本办法由审计室负责解释。

(九)A 三甲医院采购验收管理制度

一、验收主体

采购验收实行联合验收。由招标采购办公室、职能科室、使用科室、审计、监察室、中标单位代表共同参与验收。

二、验收程序

1. 中标单位依据招标决议、购销合同内容填写《A 三甲医院招标验收报告》,要求内容与招标决议及合同内容一致。进口设备验收还需提供进口报关单、商检证明等表明设备确系进口。

2. 验收小组严格按招标现场决议、合同内容逐项验收,并对验收情况进行详细记录,出具验收报告,参与验收的人员共同签字确认。

3. 验收内容与招标现场决议、合同内容一致验收通过。不一致的,通知中标厂家及时更换完善,不能更换完善的,及时向上级领导汇报,及时与中标厂家交涉并索赔。

4. 批量设备,可按抽样原则进行验收。所抽取的样品必须具有代表性。

5. 验收报告一式四份。临床科室 1 份,招标采购办公室 1 份,中标厂家 2 份。

三、验收结果应用

联合验收结束后,联合验收人员共同联签出具联合验收报告。联合验收报告及采购合同作为财务付款的必要条件。

(十)A 三甲医院科研经费零星采购管理制度

为规范科研经费零星采购工作,提高采购工作效率,根据《政府采购非招标采购方式管理办法》和《各单位零星采购自行组织程序》等相关法律法规,结合实际,制定本制度。

一、科研经费零星采购适用范围

一个财政年度内,同一品目或者类别的货物、服务,采购预算在 1~10 万元的科研经费采购项目。

纳入河南省政府采购网上商城品目目录内的货物全部实行河南省政府采购网上商城电商采购。

网上商城品目目录以外的项目执行 A 三甲医院科研经费零星采购程序。

二、科研经费零星采购的条件

《A 三甲医院零星采购项目评审表》审批手续齐备的采购项目。

三、议价小组

议价小组由科研办、科研项目申请人、招标采购办公室、价格管理科、感染管理科、审计室和纪检监察室组成。申请科室负责判断产品的性能、质量和服务是否满足实际需求，价格管理科负责确认拟采购产品是否符合价格管理要求，感染管理科负责确认拟采购产品是否满足医院感染要求，审计室负责审查供应商资质，纪检监察室负责监督议价全过程。

四、招标采购办组织研经费零星项目议价采购

（一）议价公告

招标采购办公室在医院官方网站和河南省政府采购网发布议价采购公告。

（二）供应商报名、报价

根据议价公告，供应商提供报名资料，招标采购办公室收齐备案，审计室审核供应商及产品的相关资质。根据情况查验"四证一报告"（即医疗器械注册证、医疗器械经营许可证、医疗器械生产许可证、卫生许可证和国家药品监督管理局质量检测报告），以及公司的其他资料。资质不齐全的一律不准参与议价，从而保证医用耗材的质量。

原则上，招标采购办公室对 3 家以上供应商进行议价采购；议价公告发布两次报名厂家仍不足 3 家，而临床科室急需的，议价时参考同类产品限价或供应商须提供相同产品近期 2~3 家同级医院销售发票作为依据。从而确保形成公平合理的采购价格。

（三）议价会

招标采购办公室组织报名供应商进行报价，议价小组从性能、质量和服务均能满足采购实质性要求的供应商中，按照报价由低到高的顺序提出 3 名成交候选人，原则上价格最低者为成交供应商。议价小组成员在议价采购结果登记表中签字确认，完成议价采购。

五、签订采购合同

按照 A 三甲医院的要求，1 万元以上的科研经费零星采购项目必须签订采购合同。按照议价采购文件约定和中标供应商响应文件承诺的事项，与中标商家订立书面采购合同。

六、组织验收

零星项目采购完成后，须严格按采购合同及相关文件进行验收，验收人员在验收报告上签字。

七、验收合格后，属于固定资产的采购项目，应该按照 A 三甲医院的规定办理固定资产入账手续。

八、议价档案

议价会结束后,招标采购办公室对议价资料进行整理存档,内容包括:议价采购结果登记表原件、供应商资质。

九、纪律及责任

医院科研经费零星采购,应坚持节约经费的原则,凡能汇总进行招标采购的应执行A三甲医院招标采购程序,避免化整为零规避招标的现象发生。

原则上在一个财政年度内,采购人将一个预算项目下的同一品目或者类别的货物、服务采用自行采购方式多次采购,累计资金额度超限额的,属于以化整为零方式规避招标行为。

(十一)A三甲医院评标专家库管理制度

第一条 为健全评标专家库制度,保证A三甲医院评标活动的公平、公正,提高评标质量,根据《中华人民共和国招标投标法》,制定本办法。

第二条 评标专家库由A三甲医院依照《招标投标法》的规定自主组建。

第三条 入选评标专家库的专家,必须具备如下资格条件。

(一)医疗设备类专家须具有相关专业副高以上职称或具有副科级以上职务;工程、后勤、经济、信息等专业的专家须具有中级以上技术职称或副科级以上职务;

(二)熟悉有关招标投标的法律法规;

(三)能够认真、公正、诚实、廉洁地履行职责;

(四)身体健康,能够承担评标工作。

第四条 评标专家库应当具备下列条件。

(一)具有符合本办法第三条规定条件的评标专家,专家库总数不得少于50人;

(二)有满足评标需要的专业分类;基建工程类、后勤服务类、医疗设备类(内科、外科、生殖妇产科、医技辅助科)、信息类、经济会计类等;

(三)有满足随机抽取评标专家需要的必要设施和条件。

第五条 由招标采购办在全院范围内筛选出符合入选条件的人员,经院领导审批、院长办公会或党委会研究后确定专家库人选。

第六条 评标专家享有下列权利。

(一)依法对投标文件进行独立评审,提出评审意见,不受任何单位或者个人的干预;

(二)接受参加评标活动的劳务报酬;

(三)法律、行政法规规定的其他权利。

第七条 评标专家负有下列义务。

(一)遵守评标工作纪律,不得私下接触投标人,不得收受他人的财物或者其他好处,不得透露对投标文件的评审和比较、中标候选人的推荐情况以及与评标有关的其他情况;

（二）客观公正地进行评标；

（三）协助、配合有关行政监督部门的监督、检查；

（四）法律、行政法规规定的其他义务。

第八条　评标专家有下列情形之一的，由监督部门给予警告；情节严重的，取消担任评标专家的资格，并予以公告。

（一）私下接触投标人的；

（二）收受利害关系人的财物或者其他好处的；

（三）向他人透露对投标文件的评审、中标候选人的推荐以及与评标有关的其他情况的；

（四）不能客观公正履行职责的；

（五）无正当理由，拒不参加评标活动的。

第九条　招标评标活动必须从依法组建的评标专家库中抽取专家。

（十二）A 三甲医院采购代理机构管理制度

第一条　为加强采购代理机构监督管理，促进代理机构规范发展，根据《中华人民共和国政府采购法》《中华人民共和国政府采购法实施条例》等法律法规，制定本办法。

第二条　采购人应当在省政府采购代理机构名录中择优选择代理机构。

第三条　代理机构受采购人委托办理采购事宜，应当与采购人签订委托代理协议，明确采购代理范围、双方权利义务、代理费用收取方式及标准、违约责任等具体事项。

第四条　代理机构应严格按照委托代理协议约定依法依规开展采购代理业务。

第五条　招标采购办公室负责组织开展对代理机构的考核评价工作。

第六条　评价指标包括以下内容。

（一）招标文件编制参与度10分；

（二）招标文件规范化改进建议10分；

（三）招标各环节推进及时性10分；

（四）沟通是否及时10分；

（五）开标流程是否规范顺畅10分；

（六）开标结果一次成功次数10分；

（七）招标资料整理是否及时10分；

（八）招标质疑处理拖延次数10分；

（九）质疑处理是否专业10分；

（十）所代理项目被上级审计确定不规范的次数10分。

第七条　招标采购办公室定期组织考核评价，根据考核评价结果，提出代理公司淘汰和更换方案，经招标领导小组审批后对代理公司进行合理的调整。

第八条　受到财政部门禁止代理采购业务处罚的代理机构,应当及时停止代理业务,已经签订委托代理协议的项目,按下列情况分别处理。

(一)尚未开始执行的项目,应当及时终止委托代理协议;

(二)已经开始执行的项目,可以终止的应当及时终止,确因客观原因无法终止的应当妥善做好善后工作。

第九条　代理机构及其工作人员违反采购法律法规的行为,依照政府采购法律法规进行处理;涉嫌犯罪的,依法移送司法机关处理。

第三节　A 三甲医院政府采购内部控制评价应用

医院政府采购内部控制自我评价,是对本单位政府采购内部控制的有效性进行评价,并且出具医院内部控制自我评价报告的过程。

一、政府采购内部控制自我评价的实施主体

《行政事业单位内部控制规范(试行)》(财会[2012]21 号)第六十三条规定:单位负责人应当指定专门部门或专人对单位内部控制的有效性进行评价并出具单位内部控制自我评价报告。A 三甲医院政府采购内部控制有效性评价由内部审计部门牵头,招标采购办等与政府采购业务相关的职能科室配合,并邀请院内院外相关专家(前表 8-6)共同实施。内部审计部门按照财政部发布的《行政事业单位内部控制报告管理制度(试行)》(财会[2012]21 号)的要求规范编制政府采购内部控制报告。

二、评价指标权重的确定

(一)权重确定的方法

首先采用层次分析法计算出 17 项指标的权重。由专家对同一层次指标依据重要性进行比较,根据各个指标之间的相对重要程度建立判断矩阵,计算得出二级指标的权重。对于三级指标权重的确定,采用逐个评分法,由于三级指标数量较多,由专家对 A 三甲医院内部控制评价体系中的三级指标进行逐个打分,构建矩阵,计算出三级指标的权重。最后,将各级指标权重对应相乘,求出组合权重。下面以准则层 5 个指标的权重计算为例。

(二)指标权重的确定过程(以准则层 5 个指标的权重计算为例)

1.构建判断矩阵

由相关领域的专家或学者对准则层 B 级指标进行两两比较。采用 1-9 标度法(表9-7)构造模糊互补判断矩阵。其具体特点如表 9-8 所示。

表9-7　1-9标度法及其含义

标度	含义
1	同等重要
3	稍微重要
5	重要
7	重要得多
9	绝对重要
2、4、6、8	上述相邻判断的中间值

表9-8　判断矩阵

A	B1	B2	B3	B4	B5
B1	b_{11}	b_{12}	b_{13}	b_{14}	b_{15}
B2	b_{21}	b_{22}	b_{23}	b_{24}	b_{25}
B3	b_{31}	b_{32}	b_{33}	b_{34}	b_{35}
B4	b_{41}	b_{42}	b_{43}	b_{44}	b_{45}
B5	b_{51}	b_{52}	b_{53}	b_{54}	b_{55}

　　根据准则层五个指标:控制环境、风险评估、控制活动、信息与沟通和监督与评价的重要性两两比较,构造判断矩阵如下。

$$A = \begin{pmatrix} 1 & 2 & \frac{1}{2} & 2 & 1 \\ \frac{1}{2} & 1 & \frac{1}{2} & 1 & \frac{1}{2} \\ 2 & 2 & 1 & 4 & 3 \\ \frac{1}{2} & 1 & \frac{1}{4} & 1 & 1 \\ 1 & 2 & \frac{1}{3} & 1 & 1 \end{pmatrix}$$

2.归一化处理

(1)求出此判断矩阵中每一列要素的和Mi。

$M1 = 1 + 2 + \frac{1}{2} + 2 + 1 = 6\frac{1}{2} = 6.5$

$M2 = \frac{1}{2} + 1 + \frac{1}{2} + 1 + \frac{1}{2} = 3\frac{1}{2} = 3.5$

$M3 = 2 + 2 + 1 + 4 + 3 = 12$

$$M4 = \frac{1}{2} + 1 + \frac{1}{4} + 1 + 1 = 3\frac{3}{4} = 3.75$$

$$M5 = 1 + 2 + \frac{1}{3} + 1 + 1 = 5\frac{1}{3} = 5.3333$$

（2）求出此判断矩阵中每一个要素的归一化值。

$$B11 = 1 \div M1 = 1 \div 5 = 0.2 ; \quad B21 = \frac{1}{2} \div M1 = \frac{1}{2} \div 5 = 0.1$$

同理求出 $B21, B22 \cdots\cdots B55$，得到：

$$S = \begin{bmatrix} 0.2 & 0.25 & 0.19354 & 0.22222 & 0.15384 \\ 0.1 & 0.125 & 0.19354 & 0.11111 & 0.07692 \\ 0.4 & 0.25 & 0.38709 & 0.44444 & 0.46153 \\ 0.1 & 0.125 & 0.09677 & 0.11111 & 0.15384 \\ 0.2 & 0.25 & 0.12903 & 0.11111 & 0.15384 \end{bmatrix}$$

3. 求出权重

（1）即采用公式：$\lambda_{MAX} = \frac{1}{n} \sum\limits_{i=1}^{n} \frac{(AW)i}{Wi} = \frac{1}{n} \sum\limits_{i=1}^{n} \frac{\sum\limits_{j}^{n} aijWj}{Wi}$。

$K1 = 0.2 + 0.25 + 0.19354 + 0.22222 + 0.15384 = 1.01961$

$K2 = 0.1 + 0.125 + 0.19354 + 0.11111 + 0.07692 = 0.60658$

$K3 = 0.4 + 0.25 + 0.38709 + 0.44444 + 0.46153 = 1.94308$

$K4 = 0.1 + 0.125 + 0.09677 + 0.11111 + 0.15384 = 0.58673$

$K5 = 0.2 + 0.25 + 0.12903 + 0.11111 + 0.15384 = 0.84398$

（2）将相加后的结果除以阶数 5 进而可以求得权重。

$W1 = K1 \div 5 = 1.01961 \div 5 = 0.20392$

$W2 = K2 \div 5 = 0.60658 \div 5 = 0.12131$

$W3 = K3 \div 5 = 1.94308 \div 5 = 0.38861$

$W4 = K4 \div 5 = 0.58673 \div 5 = 0.11734$

$W5 = K5 \div 5 = 0.84398 \div 5 = 0.16879$

（3）即可得到特征向量 W 即为权重。

$$W = \begin{matrix} W1 \\ W2 \\ W3 \\ W4 \\ W5 \end{matrix} \begin{bmatrix} 0.20392 \\ 0.12131 \\ 0.38861 \\ 0.11734 \\ 0.16879 \end{bmatrix}$$

4.一致性检验

为了减少不同人员对同一问题的主观认知差异,保证评价的准确性,需要进行一致性检验,步骤如下。

(1)计算一致性指标 CI。

$$\lambda_{MAX} = \frac{1}{n} \sum_{i=1}^{n} \frac{(AW)i}{Wi} = \frac{1}{n} \sum_{i=1}^{n} \frac{\sum_{j}^{n} aijWj}{Wi} \qquad CI = \frac{\lambda_{MAX} - n}{n - 1}$$

式中:λ_{MAX} 为矩阵所对应的最大特征值,n 代表矩阵的阶数,W 代表指标的权重系数。

$$即: A \times W = \begin{bmatrix} 1 & 2 & \frac{1}{2} & 2 & 1 \\ \frac{1}{2} & 1 & \frac{1}{2} & 1 & \frac{1}{2} \\ 2 & 2 & 1 & 4 & 3 \\ \frac{1}{2} & 1 & \frac{1}{4} & 1 & 1 \\ 1 & 2 & \frac{1}{3} & 1 & 1 \end{bmatrix} \times \begin{bmatrix} 0.203923 \\ 0.121317 \\ 0.388616 \\ 0.117346 \\ 0.168797 \end{bmatrix} = \begin{bmatrix} 1.044354 \\ 0.619331 \\ 2.014874 \\ 0.606576 \\ 0.862237 \end{bmatrix}$$

$$\lambda_{MAX} = \frac{1}{5} \left(\frac{1.044}{0.204} + \frac{0.619}{0.121} + \frac{2.015}{0.389} + \frac{0.607}{0.117} + \frac{0.862}{0.169} \right) = 5.13767$$

$$CI = \frac{\lambda_{MAX} - n}{n - 1} = \frac{5.13767 - 5}{5 - 1} = 0.0344$$

(2)$CR = CI \div RI$,其中 RI 的取值如表9-9所示。

表9-9　平均随机一致性指标 RI

N 阶数	1	2	3	4	5	6	7	8	9
RI	0	0	0.58	0.90	1.12	1.24	1.32	1.41	1.45

当 $CR<0.1$ 时则说明判断矩阵 A 一致性合理,否则需要对判断矩阵 A 进行调整或者重新构造判断矩阵。

$$CR = \frac{CI}{RI} = \frac{\frac{\lambda_{MAX} - n}{n - 1}}{RI} = \frac{0.0344}{1.12} = 0.0307 < 0.1$$

说明该准则层五个指标构造的矩阵 A 具有良好的一致性。

同理,可以得到指标层的权重系数,并通过一致性检验。将准则层的权重系数分别乘以对应的指标层每一个指标的权重系数,计算得出 A 三甲医院政府采购内部控制有效性评价 17 个指标的组合权重,如表9-10所示。

表 9-10 A 三甲医院政府采购内部控制评价指标权重矩阵

目标层及权重	准则层及权重	指标层及权重		组合权重
政府采购内部控制有效性评价 A (1)	控制环境 B1 (0.20392)	权利运行机制 C1	0.325	0.0663
		组织架构 C2	0.101	0.0206
	风险评估 B2 (0.12131)	不相容岗位 C3	0.526	0.1073
		组织文化 C4	0.047	0.0096
		风险评估目标 C5	0.133	0.0161
		风险评估机制 C6	0.655	0.0795
		风险防范措施 C7	0.211	0.0256
	控制活动 B3 (0.38861)	政府采购制度和流程 C8	0.190	0.0738
		政府采购合法合规 C9	0.368	0.1430
		验收与保管 C10	0.169	0.0657
		合同审核及归口管理 C11	0.169	0.0657
		采购付款 C12	0.105	0.0408
	信息与沟通 B4 (0.11734)	政府采购信息系统 C13	0.593	0.0696
		内外部信息 C14	0.341	0.04
		内外部沟通 C15	0.065	0.0076
	监督与评价 B5 (0.16879)	监督机制 C16	0.286	0.0483
		评价机制 C17	0.714	0.1205

三、确定隶属度

(一)划分内部控制评价等级

在采用模糊综合评价法对具体指标层进行赋分之前,首先需要确定被评价指标的评语集。参考《企业内部控制基本规范及其配套指引》《独立审计具体准则》等规范性文件,可把内部控制的有效性划分为"非常有效、比较有效、一般有效、基本无效、完全无效"5 个等级。具体评分区间、内部控制评价及评语描述情况如表 9-11 所示。

表 9-11 医院政府采购内部控制评价等级划分标准表

评分区间	内部控制情况	评语集定性描述
(90,100]	非常有效	内部控制制度设计完整,控制活动有效执行,每个业务环节能得到控制

续表 9-11

评分区间	内部控制情况	评语集定性描述
(70,90]	比较有效	内部控制制度比较完整,控制活动有效执行,非重点业务环节有一些疏忽
(50,70]	一般有效	内部控制制度比较完整,控制活动基本执行,但是存在明显的缺陷
(20,50]	基本无效	存在较少的内部控制,并且基本执行
(0,20]	完全无效	存在较少的内部控制,但是在该公司基本没有执行

（二）专家赋分

为了确保评价专家的权威性,A 三甲医院选择了学术界、实务界 5 名专家(表 8-6),对政府采购内部控制具体指标层指标进行赋分,分值范围为 1～100 分,截取控制环境赋分结果如表 9-12 所示。

表 9-12 A 三甲医院控制环境指标层专家赋分表

专家	权利运行机制 C1	组织架构 C2	不相容岗位 C3	组织文化 C4
1	95	95	90	85
2	90	95	85	80
3	95	85	88	70
4	90	95	70	70
5	95	95	85	85

（三）确定评价指标隶属度

根据表 9-11 内部控制活动评价等级划分标准表和表 9-12 专家评分表确定各指标的隶属次数,以"权力运行机制"为例,5 名专家分别评分"95,90,95,90,95",代表有 3 名专家认为该指标的内部控制活动非常有效,2 名专家认为内部控制比较有效,则 $V = \{4, 1, 0, 0, 0\}$,控制环境为例的评分隶属次数如表 9-13 所示。

表 9-13 A 三甲医院控制环境指标层隶属次数表

V	权利运行机制 C1	组织架构 C2	不相容岗位 C3	组织文化 C4
V1	3	4	0	0
V2	2	1	5	5
V3	0	0	0	0
V4	0	0	0	0
V5	0	0	0	0

将隶属次数除以总次数 5 得到指标的隶属度,如表 9-14 所示。

表 9-14　A 三甲医院控制环境指标层隶属次数表

R	权利运行机制 C1	组织架构 C2	不相容岗位 C3	组织文化 C4
R1	0.6	0.8	0.0	0.0
R2	0.4	0.2	1.0	1.0
R3	0.0	0.0	0.0	0.0
R4	0.0	0.0	0.0	0.0
R5	0.0	0.0	0.0	0.0

重复上述计算过程,得到 A 三甲医院政府采购内部控制评价体系三级指标的隶属度,如表 9-15 所示。

表 9-15　A 三甲医院政府采购内部控制评价指标隶属度矩阵

目标层	准则层	指标层	隶属次数					隶属度				
			V1	V2	V3	V4	V5	R1	R2	R3	R4	R5
政府采购内部控制有效性	控制环境 B1	权利运行机制	2	3	0	0	0	0.4	0.6	0	0	0
		组织架构	4	1	0	0	0	0.8	0.2	0	0	0
		不相容岗位	0	4	1	0	0	0	0.8	0.2	0	0
		组织文化	0	3	2	0	0	0	0.6	0.4	0	0
	风险评估 B2	风险评估目标	1	4	0	0	0	0.2	0.8	0	0	0
		风险评估机制	2	3	0	0	0	0.4	0.6	0	0	0
		风险防范措施	4	1	0	0	0	0.8	0.2	0	0	0
	控制活动 B3	政府采购制度和流程	4	1	0	0	0	0.8	0.2	0	0	0
		政府采购合法合规	4	1	0	0	0	0.8	0.2	0	0	0
		验收与保管	4	1	0	0	0	0.8	0.2	0	0	0
		合同审核及归口管理	0	5	0	0	0	0	1	0	0	0
		采购付款	0	5	0	0	0	0	1	0	0	0
	信息沟通 B4	政府采购信息系统	1	2	2	0	0	0.2	0.4	0.4	0	0
		内外部信息	0	4	1	0	0	0	0.8	0.2	0	0
		内外部沟通	0	3	2	0	0	0	0.6	0.4	0	0
	监督评价 B5	监督机制	0	5	0	0	0	0	1	0	0	0
		评价机制	0	5	0	0	0	0	1	0	0	0

四、形成评价结果

(一)计算评价值

将政府采购内部控制评价指标隶属度矩阵与权重矩阵相结合,通过矩阵相乘的数学求解得到 A 三甲医院政府采购内部控制评价结果。

以控制环境的指标层为例,展示计算过程。

$$权利运行机制评分 = [0.4, 0.6, 0, 0, 0]\begin{bmatrix} 100 \\ 90 \\ 70 \\ 50 \\ 20 \end{bmatrix} = 94$$

$$组织架构评分 = [0.8, 0.2, 0, 0, 0]\begin{bmatrix} 100 \\ 90 \\ 70 \\ 50 \\ 20 \end{bmatrix} = 98$$

$$不相容岗位评分 = [0, 0.8, 0.2, 0, 0]\begin{bmatrix} 100 \\ 90 \\ 70 \\ 50 \\ 20 \end{bmatrix} = 86$$

$$组织文化评分 = [0, 0.6, 0.4, 0, 0]\begin{bmatrix} 100 \\ 90 \\ 70 \\ 50 \\ 20 \end{bmatrix} = 82$$

同理,依次得到评价指标所有指标层全部 17 项指标的评分后,将权重与评分结合,计算得到准则层 5 个指标的评分,最终评价结果为准则层的分值与权重相结合,得到 A

三甲医院政府采购内部控制活动的综合评分。如表9-16所示。

表9-16　A三甲医院政府采购内部控制评价结果

目标层	权重	评分	准则层	权重	评分	指标层	权重	评分
政府采购内部控制有效性	1	92.09	控制环境	0.20392	89.54	权利运行机制 C1	0.325	94
						组织架构 C2	0.101	98
						不相容岗位 C3	0.526	86
						组织文化 C4	0.047	82
			风险评估	0.12131	94.48	风险评估目标 C5	0.133	92
						风险评估机制 C6	0.655	94
						风险防范措施 C7	0.211	98
			控制活动	0.38861	95.91	政府采购制度和流程 C8	0.190	98
						政府采购合法合规 C9	0.368	98
						验收与保管 C10	0.169	98
						合同审核及归口管理 C11	0.169	90
						采购付款 C12	0.105	90
			信息沟通	0.11734	84.47	政府采购信息系统 C13	0.593	84
						内外部信息 C14	0.341	86
						内外部沟通 C15	0.065	82
			监督评价	0.16879	90	监督机制 C16	0.286	90
						评价机制 C17	0.714	90

（二）形成评价结果——评价报告

A三甲医院政府采购内部控制评价报告

为贯彻落实《财政部关于全面推进行政事业单位内部控制建设的指导意见》《财政部关于加强政府采购活动内部控制管理的指导意见》的有关精神,我们对本单位政府采购内部控制情况进行了评价。为了保证评价的客观性和权威性,我们聘请了院内院外学术界、实务界5名专家进行咨询和指导。评价报告客观、真实、有效。

1. 评价依据

本评价报告旨在根据美国COSO内部控制"五要素"、财政部等五部委联合发布的《企业内部控制评价指引》、财政部发布的《行政事业单位内部控制评价指标评分表》、美国2013版COSO的17项基本原则和《企业风险管理——整合框架》的相关内部控制要求,创建了公立医院政府采购内部控制评价指标体系,并按照评价指标体系对A三甲医院 2020 年度政府采购工作内部控制有效性进行评价。

2. 评价结果

（1）总体情况

评价小组综合运用德尔菲法、层次分析法和模糊综合评价法对 A 三甲医院政府采购内部控制进行评价，计算一级目标层得分为 92.09 分，评价等级为"非常有效"。说明 A 三甲医院政府采购内部控制设计及执行总体情况很好，控制非常有效。但得分处于非常有效的中下限，说明内部控制工作仍有提升的空间。

（2）准则层情况

从二级准则层来看，A 三甲医院控制活动、风险评估、监督与评价三个要素得分分别为 95.91 分、94.48 分、90 分，评价等级为"非常有效"。控制环境、信息与沟通两个要素得分分别为 89.54 分和 84.47 分，评价等级为"比较有效"。说明五要素中控制环境和信息与沟通相对较弱，其中信息与沟通最弱。因此，在下一步的政府采购内部控制工作中，应加强控制环境、信息与沟通方面的建设，尤其要加强政府采购信息化建设。

（3）指标层情况

从三级指标层来看，17 个评价指标均在 80 分以上，评价等级为"比较有效"。有 8 个指标在 90 分以上，评价等级为"非常有效"。其中 C1、C2、C6、C7、C8、C9、C10 项指标得分在 95 分左右，说明 A 三甲医院在政府采购权力运行机制、组织架构、风险评估机制、风险防范措施、政府采购制度和流程、政府采购合法合规性、验收与保管等方面内部控制非常有效。其中 C3、C4、C13、C14、C15 在 86 分及以下，说明 A 三甲医院应加强政府采购内部控制组织文化建设，在组织成员中加强内部控制管理意识。A 三甲医院应加强风险评估目标的贯宣和认识，使组织成员有意识地、有针对性地防范或规避政府采购风险可能给医院带来的损失，确保医院政府采购内部控制工作有效开展。A 三甲医院应广泛收集内外部信息，拓宽信息收集方式，构建有效的信息传递方式和渠道。A 三甲医院加强政府采购内部控制信息化建设，该系统应该能够完整反映政府采购全业务控制流程，做到不相容岗位与职责分别设立账户密码、明确操作权限等级。总之，指标层面来看，A 三甲医院政府采购内部控制也是"比较有效"，但个别指标有待进一步改善。

3. 特别说明项

由于政府采购是医院重要经济活动，A 三甲医院领导班子非常重视政府采购内部控制工作，对该院政府采购工作在合法合规性、防范风险性等全流程各方面提出了较高要求，因此该次评价所构建的指标体系较财政部发布的《行政事业单位内部控制评价指标评分表》更加全面、系统、具体，可以作为三甲医院内部控制评价指标，其他医疗机构可以根据医院自身规模、评价要求将《行政事业单位内部控制评价指标评分表》指标作为最低、最基本的要求。

4.内部控制评价下一步工作

基于上述政府采购内部控制评价结果,A三甲医院将以下几方面作为下一阶段政府采购内部控制的重点工作和改进方向。

(1)加强信息传递。

政府采购工作涉及临床科室、医学装备科、医政办、财务科、审计室、监察室等众多职能部门。因此采购信息的及时有效传递和良好的沟通至关重要。A三甲医院将在HRP系统中完善采购信息的传递,提高信息传递的效率。

(2)组织文化建设。

缺乏积极向上的组织文化,可能导致员工丧失对组织的信心和认同感,致使组织缺乏凝聚力和竞争力。组织文化包含四个要素:制度文化、物质文化、精神文化和行为文化。下一步我们要着重加强精神文化和行为文化建设。在精神文化建设方面,一要向所有职员传达诚信和道德价值观的重要性,管理层要身体力行,起表率和带头作用,促进形成良好的医德医风;二要强化内部控制和风险意识,使每个职员能够按照内部控制的要求,规范自己的意识和行为。在行为文化建设方面,要建立书面的行为规范,对职员的办公室行为提出明确要求。总之要将组织文化建设融入政府采购工作中,增强员工的责任感和使命感,促使员工自身价值在组织发展中得到充分体现。

(3)政府采购信息化建设。

1)建立供应商管理体系。

拟建立供应商信息库。将通过医院招标、竞磋、议价等方式确定的成交供应商纳入A三甲医院供应商库管理。完善供应商基本信息:经营范围、资质证书、供应科室、员工人数、销售方式(直接销售、代理商、经销商、二级经销商)、公司位置。建立供应商信息库,便于掌握供应商的基本信息,便于信息搜索和查询,便于实时统筹管理。供应商信息库的建立有利于保障采购工作的顺利进行,有利于增强医院议价能力。A三甲医院将在HRP系统中完善供应商信息。

供应商评价管理。供应商评价指标主要包括:产品质量、不合格率、价格水平、售后服务响应是够及时、售后服务能力、诚信水平。医院将定期对供应商进行评价,优胜劣汰,不断优化A三甲医院供应商库,为采购工作提供保障。

2)建立评标专家信息库。

为了保证A三甲医院评标活动的公平、公正,提高评标质量,亟需建立院内评标专家库。拟将各相关专业中级以上技术职称或副科级以上职务的专业人士纳入我院评标专家库中;评标专家专业分类为基建工程类、后勤服务类、医疗设备类(内科、外科、生殖妇产科、医技辅助科)、信息类、经济会计类等;由招标采购办公室负责组织建立评审专家库,并动态维护管理。

五、结论和展望

公立医院政府采购是我国医疗体制改革的重要组成部分,也是医改的重要内容之一,现阶段公立医院每年政府采购的金额动辄上亿,公立医院花费大量的人力、物力、财力在政府采购上,但采购下来的结果往往不尽人意,使用科室常常诟病政府采购时间长、效率低、成本高。鉴于此,本文从公立医院政府采购及内部控制进行研究,讨论公立医院在政府采购中存在的问题,并提出一些可行性建议,以推进公立医院政府采购管理规范化。

(一)结论

1. 根据《规范(试行)》和美国 COSO 内部控制体系,针对公立医院政府采购工作特点,构建了公立医院政府采购内部控制框架体系。为其他医院政府采购内部控制建设提供了整体思路。

2. 创立了公立医院政府采购业务全流程各环节内部控制指标体系。它包含五大方面,25 个指标,56 条控制措施。为其他医院政府采购内部控制建设提供了具体模版。

3. 初步创立了公立医院政府采购风险评估体系。它包括风险控制目标、风险识别、风险分析、风险应对四大方面。形成了政府采购业务流程图和政府采购风险评估矩阵图,形成了医院政府采购全流程各环节风险管理的 13 个关键点和对应防控措施。为其他医院政府采购风险评估建设提供启示,必将推动医院政府采购廉政建设。

4. 通过公立医院政府采购内部控制建设研究全面提升 A 三甲医院政府采购规范化管理水平。本研究的应用必将提升其他医院政府采购规范化管理水平。

5. 创建了一套全面的、普适的公立医院政府采购内部控制评价指标体系。本研究提出的公立医院政府采购内部控制评价指标体系,立足医院行业特点,以美国 COSO 内部控制"五要素"为评价指标基础框架,综合考虑《行政事业内部控制评价指标评分表》、我国《企业内部控制评价指引》、2013 版 COSO 的 17 项基本原则作和《企业风险管理——整合框架》的思想和理念,形成了相对全面、综合、科学、普适的公立医院政府采购内部控制评价指标体系。该指标体系可用于全省公立医院政府采购内部控制评价工作,或局部微调用于我省其他不同规模、不同性质的医疗机构。

6. 创建了一套综合的、普适的公立医院政府采购内部控制评价方法。本研究综合运用德尔菲法、层次分析法、模糊综合分析法等多种方法对公立医院政府采购内部控制进行评价。该综合评价方法可用于我省各类医疗机构采购或政府采购内部控制评价。

7. 形成了定量的、可比的政府采购内部控制评价结果。本研究所形成的政府采购内部控制评价结果是定量的。该定量结果既便于我省不同公立医院评价结果的横向的、直观的比较,又利于同一医院不同时期内部控制评价的纵向比较,促使相关医院找差距,不断提升政府采购内部控制管理水平。

8.开辟了基层医疗机构政府采购风险防控新渠道。该政府采购内部控制评价模式为上级单位动态监控各基层单位政府采购内部控制提供了科学有效的管理工具,便于发现单位政府采购内部控制薄弱环节,开辟了基层医院政府采购风险防控新渠道。

(二)展望

1.内部控制信息化。医院要实现政府采购内部控制真正有效落地,信息化是不可或缺的重要手段。A三甲医院政府采购已实现电子化,但是该系统相对独立,采购的前沿、后续工作还需要与A三甲医院HRP系统对接完善。比如项目前期的采购审批管理、后期的合同管理、付款管理等均应在A三甲医院HRP系统中完善,最终实现政府采购全流程信息化管理。加强信息化手段的应用,确保A三甲医院政府采购内部控制建设的效率和效果。

2.内部控制持续优化。政府采购内部控制建设涉及管理层、主管职能部门、招标采购部门、申请科室、监督部门等众多部门和人员,所有参与人员的观念认同和积极配合是一个渐进的、逐步完善的过程。同时,随着政策的变化、技术的进步、信息的变革等,A三甲医院政府采购内部控制体系还要不断改进,持续优化。

3.完善政府采购内部控制有效性评价。内部控制有效性评价是内部控制体系的重要一环。内部控制评价的主要目的是评估单位所建立的政府采购内部控制体系的有效性。由于篇幅限制,本研究未对A三甲医院政府采购内部控制评价展开研究。接下来作者希望借助本研究所形成的指标体系,结合上级要求对A三甲医院政府采购进行内部控制有效性评价研究。以期"以评促改",促进A三甲医院政府采购内部控制体系不断完善。

第十章 公立医院政府采购相关文件解析

第一节 医院政府行业文件解析

关于加强省管高校和医院招标投标监管工作的通知

豫发改公管〔2016〕1435 号

各省管高校、医院,省直有关单位,省公共资源交易中心:

为深入贯彻落实国家招标投标法律法规及有关规定,切实加强监管,促使省管高校和医院招标投标工作规范开展,现就有关事项通知如下:

一、充分认识规范招标投标的重要性

近年来,我省不断加强教育和医药领域的招标投标监管工作,招标投标不断规范,对促进全省教育和医疗事业发展,加强反腐倡廉建设发挥了积极作用。但一些高校或医院在交易过程中存在自身定位不准、操作不够规范、公开性和透明度不够等问题,甚至存在违法违规行为。这些问题既影响了招标投标活动规范有序开展,也违反了党风廉政建设规定。加强省管高校和医院招标投标管理,推行规范操作、阳光操作,有利于推进高校和医院健康发展,提升服务水平和竞争能力;有利于提升资源配置效率,促进教育和医疗事业加快发展;有利于强化行政监督制约,推进从源头上预防和惩治腐败体系建设。

二、依法依规开展招标投标活动

省管高校和医院承担的工程建设、医药采购、医疗装备、器材和耗材采购、政府采购等事项,要按照《招标投标法》《政府采购法》《招标投标法实施条例》《政府采购法实施条例》等法律法规规定,依法开展招标投标活动,严格履行招标投标审批手续,按照规定程序和权限实施招标投标,任何单位和个人不得违规插手或干预招标投标活动,不得将依法必须进行招标的项目化整为零或者以其他任何方式规避招标。

要按照《国务院办公厅关于印发整合建立统一的公共资源交易平台工作方案的通知》(国办发〔2015〕63 号)、《河南省人民政府关于印发河南省公共资源交易平台建设实施方案的通知》(豫政〔2015〕49 号)、《河南省人民政府关于印发河南省省级公共资源交易监督管理办法(试行)通知》(豫政〔2015〕85号)等文件规定,各省管高校和医院应当按照"应进必进"的原则,将纳入《河南省省级公共资源交易目录》的项目,全部进入省公共资源交易平台进行交易。省教育、卫计主管部门要督促省管高校、医院将纳入省级公共资源交易目录内的项目,按照有关要求进入省公共资源交易平台组织实施。

各省管高校和医院进入省公共资源交易平台交易的项目,按以下规定进行交易:

(一)招标人持有关行政监督部门出具的相关文件,到省公共资源交易中心办理招标登记。

(二)招标人应将招标公告、招标文件提交省公共资源交易中心发布。

(三)投标人根据招标文件规定提交投标保证金。省公共资源交易中心应建立保证金代收代退制度,按照有关规定代收代退投标保证金。

(四)省公共资源交易中心按照招标文件规定,组织抽取专家组成评标委员会开展评审,组织督促相关方确认交易结果,依据相关规定发出中标通知书。

(五)完成项目交易后,省公共资源交易中心向有关交易主体出具交易鉴证文件,并按规定向投标人退还投标保证金。招标人按有关规定向行政监督部门提供招标评标书面报告。

省公共资源交易中心要为高校和医院招标投标活动提供场所、设施和服务,承担进场登记、场地安排、信息发布、交易实施、结果公示等交易服务工作;要严格执行各类交易规则、制度和流程,加强交易活动现场秩序管理,确保交易通畅、安全;要全程见证交易活动,做到过程留痕、有据可查,交易服务过程中产生的电子文档、纸质资料、音视频等资料,要按有关规定归档保存备查,保存期限不少于十五年,并提供查询服务;为行政监督提供监管平台,及时向行政监督部门报告违法违规行为,并协助调查处理。

三、切实加强招标投标监管

省发展改革委、省公共资源交易管理委员会办公室要会同省教育厅、卫计委等部门,加强统筹协调和综合监督管理,强化监督检查,确保进入省公共资源交易平台的高校和医院招标项目,严格按照规则、流程进行交易,保障交易活动公平公正、遵约履约;要加强省综合评标专家库管理,对专家实行动态管理,对违规专家实施惩戒;要加强对招标代理机构等市场主体的监管,建立公共资源交易市场主体信用信息库,并将相关信息纳入全省统一的信用信息平台,对其进行守信激励和失信惩戒。

省教育厅、卫计委要按照行业管理要求,进一步完善所属高校和医院招标投标监督管理制度,加强对交易活动实施事前预防和事中事后监督;要按照职能职责,加强监督检查,依法查处公共资源交易活动中的违法违规行为,及时处理招标投诉和争议。省财政厅要加强财政性资金使用管理和监督检查,对违法违规的招标投标项目,应拒付财政性资金。

健全行政监督部门与审计、监察部门协作配合机制,审计部门要加强对招标投标活动及公共资源交易平台运行的审计监督。发现领导干部利用职权违规干预和插手招标投标的腐败线索，应提请行政监察部门进行处理。

2016 年 11 月 17 日

文件解析

该文件是河南省发展和改革委员会、河南省教育厅、河南省财政厅、原河南省卫生和计划生育委员会、河南省审计厅联合发文。目的是促使省管高校和医院规范开展招标投标工作。强调严格履行招标投标审批手续，按照规定程序和权限实施招标投标，任何单位和个人不得违规插手或干预招标投标活动，不得将依法必须进行招标的项目化整为零或者以其他任何方式规避招标。各省管高校和医院应当按照"应进必进"的原则，将纳入《河南省省级公共资源交易目录》的项目，全部进入省公共资源交易平台进行交易。

关于进一步规范和加强省直医疗卫生计生单位招投标活动 有关工作的补充通知

省直医疗卫生计生单位：

现就进一步规范和加强省直医疗卫生计生单位招标投标活动有关工作补充通知如下。

一、省直医疗卫生计生单位使用财政性资金（含财政拨款和纳入预算管理的行政事业性收费、基金）采购的，要依法纳入政府采购管理，严格执行国家和我省政府采购等有关规定。使用单位自有资金采购的，不纳入政府采购管理，要依据《中华人民共和国招标投标法》及其实施条例等法律法规规定。使用单位自有资金采购的，不纳入政府采购管理，要依据《中华人民共和国招标投标法》及其实施条例等法律法规实施。使用财政性资金采购的，招标人应持有关行政监督部门出具的相关文件（含审批、核准、备案），到省公共资源交易中心办理招标登记；使用单位自有资金采购的，持进场交易申请表到省公共资源交易中心办理招标登记。

二、纳入政府集中采购目录的政府采购项目（财政性资金），省直医疗卫生计生单位应当依法委托省公共资源交易中心集中采购机构代理采购，政府集中采购目录以外、限额标准以上的政府采购项目，省直医疗卫生计生单位可以委托社会代理机构代理，但必须进入省公共资源交易平台交易。各单位要按照《河南省 2016—2017 年政府集中采购目录及限额标准》（豫财购〔2016〕2 号）规定，区分集中采购机构采购项目和社会代理机构采购项目，做好对应项目的委托代理工作，做到政府采购项目"应进必进"。

三、省直医疗卫生计生单位使用单位自有资金采购的，凡达到招标规模标准的，可以依法自行组织实施，也可以委托社会代理机构代理，但必须全部按规定进入省公共资源交易平台交易。

四、省直医疗卫生计生单位执行政府采购项目的,政府采购实施计划须在省财政厅备案后,按照有关工作规程,办理进入平台交易登记及相关工作。委托社会代理机构采购的,要督促或协助社会代理机构按照有关规定做好进入平台交易的相关工作。依法自行组织实施的,要做好与省公共资源交易平台的对接工作,按照省公共资源交易平台的工作流程,办理进入平台交易登记及相关工作。

五、自发文之日起,已发布招标采购公告信息的,按原公告方案组织实施;采购项目尚未发布招标采购公告的,一律纳入公共资源交易平台,按照平台工作规程办理。

执行过程中如有问题和困难,请及时反馈省公共资源交易中心、省财政厅、省卫生计生委。

2017 年 4 月 27 日

文件解析

1. 文件明确了河南省公立医院政府采购范围。财政拨款要依法纳入政府采购管理,严格执行国家和我省政府采购等有关规定。使用单位自有资金采购的,不纳入政府采购管理,要依据《中华人民共和国招标投标法》及其实施条例等法律法规规定。

2. 纳入政府集中采购目录的政府采购项目(财政性资金),省直医疗卫生计生单位应当依法委托省公共资源交易中心集中采购机构代理采购,政府集中采购目录以外、限额标准以上的政府采购项目,省直医疗卫生计生单位可以委托社会代理机构代理,但必须进入省公共资源交易平台交易。2021 年河南省规定的政府采购限额标准为 100 万。也就是说,财政拨款 100 万元以上的项目必须进入河南省公共资源交易中心交易,而且目录内的财政 100 万元项目还要委托集中采购机构进场交易,非目录内的财政 100 万元以上的项目委托社会代理机构进场交易。

3. 公立医院自有资金达到公开招标限额标准的必须进入省公共资源交易中心进行交易。2021 年公开招标限额标注为 400 万元,也就是说自有资金 400 万元以上的项目必须进入省公共资源交易中心交易。

关于河南省公共资源交易管理委员会
关于印发《河南省公共资源交易目录(2020 年版)》的通知
豫公管委〔2020〕1 号

各省辖市、济源示范区、省直管县(市)公共资源交易管理委员会,省公共资源交易管理委员会各成员单位:

为贯彻落实国家《关于深化公共资源交易平台整合共享指导意见的通知》(国办函〔2019〕41 号)部署,依据《国家发展改革委关于印发<全国公共资源交易目录指引>的通知》(发改法规〔2019〕2024 号),结合我省实际,制定了《河南省公共资源交易目录(2020

年版)》见表10-1,现印发你们,请认真贯彻执行。

各地要结合实际,在本目录基础上依法拓展,抓紧制定印发本地区公共资源交易目录,坚持电子化发展方向,在促进平台互联互通和信息充分共享的基础上,规范场所服务事项,推行网上办理,着力优化平台服务,将目录内公共资源交易全部纳入平台体系,不断提高公共资源配置效率和公平性。

本目录自印发之日起施行,并将根据实际情况适时更新修订。《河南省公共资源交易目录(2017年末)》同时废止。

2020年6月25日

表 10-1　河南省公共资源交易目录(2020 年版)

一级编号	项目类别	二级编号	项目名称	备注
A. 工程类				
A01	工程建设	A0101	房屋建筑和市政基础设施项目	工程类项目指依据《中华人民共和国招标投标法》及其配套法规规定,依法必须进行招标的工程建设项目,包括项目的勘察、设计、施工、监理以及与工程建设有关的重要设备、材料等的采购。工程类项目严格按照《必须招标的工程项目规定》(国家发展改革委第16号令)、《河南省实施<中华人民共和国招标投标法>办法》(河南省人大常委会第58号公告)和《必须招标的基础设施和公用事业项目范围规定》(发改法规规〔2018〕843号)执行。
		A0102	工业工程	
		A0103	公路工程	
		A0104	水运工程	
		A0105	铁路建设工程	
		A0106	通信工程	
		A0107	水利工程	
A02	环境整治	A0201	大气、水、土壤污染防治工程,达到必须招标规模的项目	
A03	土地整治	A0301	土地整治项目施工招标以及参与土地整治项目的可行性研究、规划设计等事项的招标	
A04	其他工程项目	A0401	其他必须招标的建设项目	
A05	机电产品国际招标	A0501	机电产品国际招标项目	我省范围内按照《机电产品国际招标投标实施办法(试行)》(商务部令2014年第1号)规定应当进行国际招标的机电产品招标项目,进入公共资源交易中心交易。

续表 10-1

一级编号	项目类别	二级编号	项目名称	备注
B. 政府采购类				
B01	政府采购	B0101	集中采购机构采购项目	执行《河南省政府集中采购目录及标准》(最新版)。采用单一来源采购方式的除外。
		B0102	分散采购项目	
C. 国有资产类				
C01	企业国有资产交易	C0101	国有产权转让(取得有权批准单位同意非公开协议转让的项目除外)	按照企业国有资产交易等有关法律法规执行。
		C0102	企业一定金额以上的生产设备、房产、在建工程以及土地使用权、债权、知识产权等国有资产转让(取得有权批准单位同意非公开协议转让的项目除外)	
		C0103	企业增资	
C02	行政事业单位国有资产处置	C0201	行政事业单位国有资产有偿使用与处置	行政事业单位国有资产经批准通过公开竞价方式转让,以及经批准公开招租项目。
D. 全民所有自然资源类				
D01	土地使用权	D0101	国有建设用地使用权出让	
D02	矿业权交易	D0201	探矿权和采矿权的出让、转让	按照《矿业权交易规则》(国土资规〔2017〕7号)等执行。
D03	水权交易	D0301	区域水权交易、取水权交易、灌溉用水户水权交易	按照《水权交易管理暂行办法》(水政法〔2016〕156号)等执行。
D04	采砂权交易	D0401	河道采砂权出让	按照《河南省人民政府办公厅关于进一步加强河道采砂管理的意见》(豫政办〔2018〕56号)等执行。
E. 医药采购类				
E01	医疗药品、器械及耗材集中采购	E0101	药品采购项目	药品和医用耗材集中采购相关工作按照国家和省级医疗保障部门相关政策执行。
		E0102	医用耗材采购项目	
		E0103	疫苗集中采购项目	
		E0104	医用设备采购项目	

续表 10-1

一级编号	项目类别	二级编号	项目名称	备注
F. 无形资产类				
F01	特许经营权	F0101	基础设施和公用事业特许经营权授予	
		F0102	市政公用设施及公共场地使用权、承包经营权、冠名权有偿转让	
G. 环境权类				
G01	排污权交易	G0101	定额出让排污权	按照《河南省主要污染物排污权有偿使用和交易管理暂行办法》(豫政〔2014〕62号)等执行。
		G0102	公开拍卖排污权	
G02	碳排放权交易	G0201	碳排放权交易	按照国家碳排放权交易规定执行。
G03	用能权交易	G0301	用能权交易	按照《河南省用能权有偿使用和交易试点实施方案》(豫政办〔2018〕40号)和《河南省用能权有偿使用和交易管理暂行办法》(豫政办〔2019〕25号)等执行。
		G0302	用能权定向投放	
H. 农村集体产权类				
H01	农村集体产权交易	H0101	农村集体土地经营权流转	按照《河南省人民政府办公厅关于引导农村产权流转交易市场健康发展的实施意见》(豫政办〔2017〕151号)等执行。
		H0102	农村集体经营性资产出租	
		H0103	农村集体资产股权转让	
		H0104	四荒(荒山、荒沟、荒丘、荒滩)地使用权流转	
I. 林权类				
I01	林权交易	I0101	国有林地使用权、租赁权和林木所有权出让	待国务院制定交易具体办法后,按照国务院规定执行。
		I0102	集体统一经营管理的林地经营权和林木所有权转让	
J. 其他类				
J01	政府和社会资本合作项目(PPP)	J0101	政府和社会资本合作项目	
J02	罚没处罚类项目	J0201	司法机关和行政执法部门开展的涉诉、抵债或罚没资产处置	

文件解析

应进必进的范围如下。

1. 工程类项目。指必须进行公开招标的工程建设项目,包括项目的勘察、设计、施工、监理以及与工程建设有关的重要设备、材料等的采购。①即工程施工部分估算价达到400万元以上、与工程相关的货物部分达到200万元以上、与工程相关的服务部分达到100万元以上,必须公开招标且进入公共资源交易中心交易。②关于总承包招标的规模标准,即施工部分估算价达到400万元以上,或者货物部分达到200万元以上,或者服务部分达到100万元以上,则整个总承包发包应当招标。

2. 政府采购项目。即政府采购目录内且金额100万元以上的财政资金采购项目。

3. 药品耗材集中采购项目,医疗设备采购项目。

4. 政府和社会资本合作项目。

5. 国有资产竞价处置。

目前,对于医院来说,通常情况下以上项目为应进必进的采购项目,必须按规定进入河南省公共资源交易中心交易。

第二节　医院政府采购内部控制文件解析

财政部关于全面推进行政事业单位内部控制建设的指导意见
财会〔2015〕24号

党中央有关部门,国务院各部委、各直属机构,全国人大常委会办公厅,全国政协办公厅,高法院,高检院,各民主党派中央,有关人民团体,各省、自治区、直辖市、计划单列市财政厅(局),新疆生产建设兵团财务局:

内部控制是保障组织权力规范有序、科学高效运行的有效手段,也是组织目标实现的长效保障机制。自《行政事业单位内部控制规范(试行)》(财会〔2012〕21号,以下简称《单位内控规范》)发布实施以来,各行政事业单位积极推进内部控制建设,取得了初步成效。但也存在部分单位重视不够、制度建设不健全、发展水平不平衡等问题。党的十八届四中全会通过的《中共中央关于全面推进依法治国若干重大问题的决定》明确提出:"对财政资金分配使用、国有资产监管、政府投资、政府采购、公共资源转让、公共工程建设等权力集中的部门和岗位实行分事行权、分岗设权、分级授权,定期轮岗,强化内部流程控制,防止权力滥用",为行政事业单位加强内部控制建设指明了方向。为认真贯彻落实党的十八届四中全会精神,现对全面推进行政事业单位内部控制建设提出以下指导意见。

一、总体要求

（一）指导思想。高举中国特色社会主义伟大旗帜，认真贯彻落实党的十八大和十八届三中、四中、五中全会精神，深入贯彻习近平总书记系列重要讲话精神，全面推进行政事业单位内部控制建设，规范行政事业单位内部经济和业务活动，强化对内部权力运行的制约，防止内部权力滥用，建立健全科学高效的制约和监督体系，促进单位公共服务效能和内部治理水平不断提高，为实现国家治理体系和治理能力现代化奠定坚实基础、提供有力支撑。

（二）基本原则

1. 坚持全面推进。行政事业单位（以下简称单位）应当按照党的十八届四中全会决定关于强化内部控制的精神和《单位内控规范》的具体要求，全面建立、有效实施内部控制，确保内部控制覆盖单位经济和业务活动的全范围，贯穿内部权力运行的决策、执行和监督全过程，规范单位内部各层级的全体人员。

2. 坚持科学规划。单位应当科学运用内部控制机制原理，结合自身的业务性质、业务范围、管理架构，合理界定岗位职责、业务流程和内部权力运行结构，依托制度规范和信息系统，将制约内部权力运行嵌入内部控制的各个层级、各个方面、各个环节。

3. 坚持问题导向。单位应当针对内部管理薄弱环节和风险隐患，特别是涉及内部权力集中的财政资金分配使用、国有资产监管、政府投资、政府采购、公共资源转让、公共工程建设等重点领域和关键岗位，合理配置权责、细化权力运行流程、明确关键控制节点和风险评估要求，提高内部控制的针对性和有效性。

4. 坚持共同治理。充分发挥内部控制与其他内部监督机制的相互促进作用，形成监管合力，优化监督效果；充分发挥政府、单位、社会和市场的各自作用，各级财政部门要加强统筹规划、督促指导，主动争取审计、监察等部门的支持，共同推动内部控制建设和有效实施；单位要切实履行内部控制建设的主体责任；要建立公平、公开、公正的市场竞争和激励机制，鼓励社会第三方参与单位内部控制建设和发挥外部监督作用，形成单位内部控制建设的合力。

（三）总体目标。以单位全面执行《单位内控规范》为抓手，以规范单位经济和业务活动有序运行为主线，以内部控制量化评价为导向，以信息系统为支撑，突出规范重点领域、关键岗位的经济和业务活动运行流程、制约措施，逐步将控制对象从经济活动层面拓展到全部业务活动和内部权力运行，到2020年，基本建成与国家治理体系和治理能力现代化相适应的，权责一致、制衡有效、运行顺畅、执行有力、管理科学的内部控制体系，更好发挥内部控制在提升内部治理水平、规范内部权力运行、促进依法行政、推进廉政建设中的重要作用。

二、主要任务

（一）健全内部控制体系，强化内部流程控制。单位应当按照内部控制要求，在单位主要负责人直接领导下,建立适合本单位实际情况的内部控制体系,全面梳理业务流程,明确业务环节,分析风险隐患,完善风险评估机制,制定风险应对策略;有效运用不相容岗位相互分离、内部授权审批控制、归口管理、预算控制、财产保护控制、会计控制、单据控制、信息内部公开等内部控制基本方法,加强对单位层面和业务层面的内部控制,实现内部控制体系全面、有效实施。

已经建立并实施内部控制的单位,应当按照本指导意见和《单位内控规范》要求,对本单位内部控制制度的全面性、重要性、制衡性、适应性和有效性进行自我评价、对照检查,并针对存在的问题,抓好整改落实,进一步健全制度,提高执行力,完善监督措施,确保内部控制有效实施。内部控制尚未建立或内部控制制度不健全的单位,必须于2016年底前完成内部控制的建立和实施工作。

(二)加强内部权力制衡,规范内部权力运行。分事行权、分岗设权、分级授权和定期轮岗,是制约权力运行、加强内部控制的基本要求和有效措施。单位应当根据自身的业务性质、业务范围、管理架构,按照决策、执行、监督相互分离、相互制衡的要求,科学设置内设机构、管理层级、岗位职责权限、权力运行规程,切实做到分事行权、分岗设权、分级授权,并定期轮岗。分事行权,就是对经济和业务活动的决策、执行、监督,必须明确分工、相互分离、分别行权,防止职责混淆、权限交叉;分岗设权,就是对涉及经济和业务活动的相关岗位,必须依职定岗、分岗定权、权责明确,防止岗位职责不清、设权界限混乱;分级授权,就是对各管理层级和各工作岗位,必须依法依规分别授权,明确授权范围、授权对象、授权期限、授权与行权责任、一般授权与特殊授权界限,防止授权不当、越权办事。同时,对重点领域的关键岗位,在健全岗位设置、规范岗位管理、加强岗位胜任能力评估的基础上,通过明确轮岗范围、轮岗条件、轮岗周期、交接流程、责任追溯等要求,建立干部交流和定期轮岗制度,不具备轮岗条件的单位应当采用专项审计等控制措施。对轮岗后发现原工作岗位存在失职或违法违纪行为的,应当按国家有关规定追责。

(三)建立内控报告制度,促进内控信息公开。针对内部控制建立和实施的实际情况,单位应当按照《单位内控规范》的要求积极开展内部控制自我评价工作。单位内部控制自我评价情况应当作为部门决算报告和财务报告的重要组成内容进行报告。积极推进内部控制信息公开,通过面向单位内部和外部定期公开内部控制相关信息,逐步建立规范有序、及时可靠的内部控制信息公开机制,更好发挥信息公开对内部控制建设的促进和监督作用。

(四)加强监督检查工作,加大考评问责力度。监督检查和自我评价,是内部控制得以有效实施的重要保障。单位应当建立健全内部控制的监督检查和自我评价制度,通过日常监督和专项监督,检查内部控制实施过程中存在的突出问题、管理漏洞和薄弱环节,进一步改进和加强内部控制;通过自我评价,评估内部控制的全面性、重要性、制衡性、适应性和有效性,进一步改进和完善内部控制。同时,单位要将内部监督、自我评价与干部考核、追责问责结合起来,并将内部监督、自我评价结果采取适当的方式予以内部公开,强化自我监督、自我约束的自觉性,促进自我监督、自我约束机制的不断完善。

三、保障措施

(一)加强组织领导。各地区、各部门要充分认识全面推进行政事业单位内部控制建设的重要意义,把制约内部权力运行、强化内部控制,作为当前和今后一个时期的重要工作来抓,切实加强对单位内部控制建设的组织领导,建立健全由财政、审计、监察等部门参与的协调机制,协同推进内部控制建设和监督检查工作。同时,积极探索建立单位财务报告内部控制实施情况注册会计师审计制度,将单位内部控制建设纳入制度化、规范化轨道。

(二)抓好贯彻落实。单位要按照本指导意见确定的总体要求、主要任务和时间表,认真抓好内部控制建设,确保制度健全、执行有力、监督到位。单位主要负责人应当主持制定工作方案,明确工作分工,配备工作人员,健全工作机制,充分利用信息化手段,组织、推动本单位内部控制建设,并对建立与实施内部控制的有效性承担领导责任。

(三)强化督导检查。各级财政部门要加强对单位内部控制建立与实施情况的监督检查,公开监督检查结果,并将监督检查结果、内部控制自我评价情况和注册会计师审计情况作为安排财政预算、实施预算绩效评价与中期财政规划的参考依据。同时,加强与审计、监察等部门的沟通协调和信息共享,形成监督合力,避免重复检查。

(四)深入宣传教育。各地区、各部门、各单位要加大宣传教育力度,广泛宣传制约内部权力运行、强化内部控制的必要性和紧迫性,广泛宣传相关先进经验和典型做法,引导单位广大干部职工自觉提高风险防范和抵制权力滥用意识,确保权力规范有序运行。同时,要加强对单位领导干部和工作人员有关制约内部权力运行、强化内部控制方面的教育培训,为全面推进行政事业单位内部控制建设营造良好的环境和氛围。

财政部
2015 年 12 月 21 日

文件解析

1.健全机制,协同推进

各级各单位要充分认识内控建设的重要性,将制约内部权力运行、强化内部控制作为当前和今后一个时期的重要工作来抓,切实加强组织领导,健全工作机制,由单位"一把手"负总责亲自抓。要明确内控工作职能部门或工作牵头部门,配备充实人员力量,对照内部控制建设的相关要求,加快内部控制建设进程。

2.突出重点,全面实施

各级各单位要根据《单位内控规范》的要求,在内部管理制度的建立与完善、业务流程再造、信息系统建设、内控自我评价等重要环节重点突破。同时,各级各单位要结合《指导意见》,坚持问题导向,科学规划,进一步健全内部控制体系。在内部控制建设过程中,解决重点问题的同时要实现经济业务活动内部控制全员、全过程覆盖。

3.制定方案,按时完成

各级各单位要根据要求制定方案,明确主要任务和时间表。对已建立并实施内部控制的单位,要对本单位内部控制体系进行自我评价,并针对存在的问题进行整改和完善。内部控制体系尚未建立及内部控制制度不健全的单位,必须于2016年底前完成内部控制的建立和实施工作。各级财政部门要率先抓好自身内部控制体系建设和完善工作。各主管部门要在做好本部门工作的同时,加强对本系统所属单位内控实施情况的督促指导和检查。

4.加强评估,强化监督

开展自我评价和绩效评估,加强内部控制监督检查,是内部控制得以有效实施的重要保障。

(1)建立内部监督和评价机制。各单位要建立健全内部控制监督检查和自我评价制度,及时发现问题、漏洞并加以解决、控制,将内部监督、自我评价与干部考核、追责问责相结合,采用适当方式予以内部公开。

(2)纳入年度绩效评估和考核。行政事业单位内部控制建设情况将纳入县委、县政府对县直单位、乡镇党委政府的绩效评估范围。同时,内部控制建设还将逐步纳入政府部门法治建设考核指标进行考核。

关于加强政府采购活动内部控制管理的指导意见
财库〔2016〕99号

党中央有关部门,国务院各部委、各直属机构,全国人大常委会办公厅,全国政协办公厅,高法院,高检院,各民主党派中央,有关人民团体,中央国家机关政府采购中心,中共中央直属机关采购中心,全国人大机关采购中心,各省、自治区、直辖市、计划单列市财政厅(局)、政府采购中心,新疆生产建设兵团财务局、政府采购中心:

加强对政府采购活动的内部控制管理,是贯彻《中共中央关于全面推进依法治国若干重大问题的决定》的重要举措,也是深化政府采购制度改革的内在要求,对落实党风廉政建设主体责任、推进依法采购具有重要意义。近年来,一些采购人、集中采购机构和政府采购监管部门积极探索建立政府采购活动内部控制制度,取得了初步成效,但总体上还存在体系不完整、制度不健全、发展不平衡等问题。为了进一步规范政府采购活动中的权力运行,强化内部流程控制,促进政府采购提质增效,现提出如下意见:

一、总体要求

(一)指导思想。贯彻党的十八大和十八届三中、四中、五中全会精神,按照"四个全面"战略布局,适应政府职能转变和构建现代财政制度需要,落实政府采购法律法规要求,执行《行政事业单位内部控制规范(试行)》(财会〔2012〕21号)和《财政部关于全面推进行政事业单位内部控制建设的指导意见》(财会〔2015〕24号)相关规定,坚持底线思维和问题导向,创新政府采购管理手段,切实加强政府采购活动中的权力运行监督,有效防范舞弊和预防腐败,提升政府采购活动的组织管理水平和财政资金使用效益,提高政府采购公信力。

(二)基本原则。

1. 全面管控与突出重点并举。将政府采购内部控制管理贯穿于政府采购执行与监管的全流程、各环节,全面控制,重在预防。抓住关键环节、岗位和重大风险事项,从严管理,重点防控。

2. 分工制衡与提升效能并重。发挥内部机构之间,相关业务、环节和岗位之间的相互监督和制约作用,合理安排分工,优化流程衔接,提高采购绩效和行政效能。

3. 权责对等与依法惩处并行。在政府采购执行与监管过程中贯彻权责一致原则,因权定责、权责对应。严格执行法律法规的问责条款,有错必究、失责必惩。

(三)主要目标。以"分事行权、分岗设权、分级授权"为主线,通过制定制度、健全机制、完善措施、规范流程,逐步形成依法合规、运转高效、风险可控、问责严格的政府采购内部运转和管控制度,做到约束机制健全、权力运行规范、风险控制有力、监督问责到位,实现对政府采购活动内部权力运行的有效制约。

二、主要任务

(一)落实主体责任。采购人应当做好政府采购业务的内部归口管理和所属单位管理,明确内部工作机制,重点加强对采购需求、政策落实、信息公开、履约验收、结果评价等的管理。集中采购机构应当做好流程控制,围绕委托代理、编制采购文件和拟订合同文本、执行采购程序、代理采购绩效等政府采购活动的重点内容和环节加强管理。监管部门应当强化依法行政意识,围绕放管服改革要求,重点完善采购方式审批、采购进口产品审核、投诉处理、监督检查等内部管理制度和工作规程。

(二)明确重点任务。

1. 严防廉政风险。牢固树立廉洁是政府采购生命线的根本理念,把纪律和规矩挺在前面。针对政府采购岗位设置、流程设计、主体责任、与市场主体交往等重点问题,细化廉政规范、明确纪律规矩,形成严密、有效的约束机制。

2. 控制法律风险。切实提升采购人、集中采购机构和监管部门的法治观念,依法依规组织开展政府采购活动,提高监管水平,切实防控政府采购执行与监管中的法律风险。

3. 落实政策功能。准确把握政府采购领域政策功能落实要求,严格执行政策规定,切实发挥政府采购在实现国家经济和社会发展政策目标中的作用。

4. 提升履职效能。落实精简、统一、效能的要求,科学确定事权归属、岗位责任、流程控制和授权关系,推进政府采购流程优化、执行顺畅,提升政府采购整体效率、效果和效益。

三、主要措施

（一）明晰事权，依法履职尽责。采购人、采购代理机构和监管部门应当根据法定职责开展工作，既不能失职不作为，也不得越权乱作为。

1. 实施归口管理。采购人应当明确内部归口管理部门，具体负责本单位、本系统的政府采购执行管理。归口管理部门应当牵头建立本单位政府采购内部控制制度，明确本单位相关部门在政府采购工作中的职责与分工，建立政府采购与预算、财务（资金）、资产、使用等业务机构或岗位之间沟通协调的工作机制，共同做好编制政府采购预算和实施计划、确定采购需求、组织采购活动、履约验收、答复询问质疑、配合投诉处理及监督检查等工作。

2. 明确委托代理权利义务。委托采购代理机构采购的，采购人应当和采购代理机构依法签订政府采购委托代理协议，明确代理采购的范围、权限和期限等具体事项。采购代理机构应当严格按照委托代理协议开展采购活动，不得超越代理权限。

3. 强化内部监督。采购人、集中采购机构和监管部门应当发挥内部审计、纪检监察等机构的监督作用，加强对采购执行和监管工作的常规审计和专项审计。畅通问题反馈和受理渠道，通过检查、考核、设置监督电话或信箱等多种途径查找和发现问题，有效分析、预判、管理、处置风险事项。

（二）合理设岗，强化权责对应。合理设置岗位，明确岗位职责、权限和责任主体，细化各流程、各环节的工作要求和执行标准。

1. 界定岗位职责。采购人、集中采购机构和监管部门应当结合自身特点，对照政府采购法律、法规、规章及制度规定，认真梳理不同业务、环节、岗位需要重点控制的风险事项，划分风险等级，建立制度规则、风险事项等台账，合理确定岗位职责。

2. 不相容岗位分离。采购人、集中采购机构应当建立岗位间的制衡机制，采购需求制定与内部审核、采购文件编制与复核、合同签订与验收等岗位原则上应当分开设置。

3. 相关业务多人参与。采购人、集中采购机构对于评审现场组织、单一来源采购项目议价、合同签订、履约验收等相关业务，原则上应当由 2 人以上共同办理，并明确主要负责人员。

4. 实施定期轮岗。采购人、集中采购机构和监管部门应当按规定建立轮岗交流制度，按照政府采购岗位风险等级设定轮岗周期，风险等级高的岗位原则上应当缩短轮岗年限。不具备轮岗条件的应当定期采取专项审计等控制措施。建立健全政府采购在岗监督、离岗审查和项目责任追溯制度。

（三）分级授权，推动科学决策。明确不同级别的决策权限和责任归属，按照分级授权的决策模式，建立与组织机构、采购业务相适应的内部授权管理体系。

1. 加强所属单位管理。主管预算单位应当明确与所属预算单位在政府采购管理、执行等方面的职责范围和权限划分，细化业务流程和工作要求，加强对所属预算单位的采购执行管理，强化对政府采购政策落实的指导。

2. 完善决策机制。采购人、集中采购机构和监管部门应当建立健全内部政府采购事项集体研究、合法性审查和内部会签相结合的议事决策机制。对于涉及民生、社会影响较大的项目，采购人在制定采购需求时，还应当进行法律、技术咨询或者公开征求意见。监管部门处理政府采购投诉应当建立健全法律咨询机制。决策过程要形成完整记录，任何个人不得单独决策或者擅自改变集体决策。

3. 完善内部审核制度。采购人、集中采购机构确定采购方式、组织采购活动，监管部门办理审批审核事项、开展监督检查、做出处理处罚决定等，应当依据法律制度和有关政策要求细化内部审核的各项要素、审核标准、审核权限和工作要求，实行办理、复核、审定的内部审核机制，对照要求逐层把关。

（四）优化流程，实现重点管控。加强对采购活动的流程控制，突出重点环节，确保政府采购项目规范运行。

1. 增强采购计划性。采购人应当提高编报与执行政府采购预算、实施计划的系统性、准确性、及时性和严肃性，制定政府采购实施计划执行时间表和项目进度表，有序安排采购活动。

2. 加强关键环节控制。采购人、集中采购机构应当按照有关法律法规及业务流程规定，明确政府采购重点环节的控制措施。未编制采购预算和实施计划的不得组织采购，无委托代理协议不得开展采购代理活动，对属于政府采购范围未执行政府采购规定、采购方式或程序不符合规定的及时予以纠正。

3. 明确时限要求。采购人、集中采购机构和监管部门应当提高政府采购效率，对信息公告、合同签订、变更采购方式、采购进口产品、答复询问质疑、投诉处理以及其他有时间要求的事项，要细化各个节点的工作时限，确保在规定时间内完成。

4. 强化利益冲突管理。采购人、集中采购机构和监管部门应当厘清利益冲突的主要对象、具体内容和表现形式，明确与供应商等政府采购市场主体、评审专家交往的基本原则和界限，细化处理原则、处理方式和解决方案。采购人员及相关人员与供应商有利害关系的，应当严格执行回避制度。

5. 健全档案管理。采购人、集中采购机构和监管部门应当加强政府采购记录控制，按照规定妥善保管与政府采购管理、执行相关的各类文件。

四、保障措施

采购人、集中采购机构和监管部门要深刻领会政府采购活动中加强内部控制管理的重要性和必要性，结合廉政风险防控机制建设、防止权力滥用的工作要求，准确把握政府采购工作的内在规律，加快体制机制创新，强化硬的制度约束，切实提高政府采购内部控制管理水平。

（一）加强组织领导。建立政府采购内部控制管理工作的领导、协调机制，做好政府采购内部控制管理各项工作。要严格执行岗位分离、轮岗交流等制度，暂不具备条件的要创造条件逐步落实，确不具备条件的基层单位可适当放宽要求。集中采购机构以外的采购代理机构可以参照本意见建立和完善内部控制管理制度，防控代理执行风险。

（二）加快建章立制。抓紧梳理和评估本部门、本单位政府采购执行和监管中存在的风险，明确标准化工作要求和防控措施，完善内部管理制度，形成较为完备的内部控制体系。

（三）完善技术保障。运用信息技术落实政府采购内部控制管理措施，政府采购管理交易系统及采购人内部业务系统应当重点强化人员身份验证、岗位业务授权、系统操作记录、电子档案管理等系统功能建设。探索大数据分析在政府采购内部控制管理中的应用，将信息数据科学运用于项目管理、风险控制、监督预警等方面。

（四）强化运行监督。建立内部控制管理的激励约束机制，将内部控制制度的建设和执行情况纳入绩效考评体系，将日常评价与重点监督、内部分析和外部评价相结合，定期对内部控制的有效性进行总结，加强评估结果应用，不断改进内部控制管理体系。财政部门要将政府采购内部控制制度的建设和执行情况作为政府采购监督检查和对集中采购机构考核的重要内容，加强监督指导。

财政部

2016 年 6 月 29 日

文件解析

1. 为什么要制定《指导意见》？

答：加强对政府采购活动的内部控制管理，是落实党的十八届四中全会要求的重要举措，也是深化政府采购制度改革的客观要求。研究制定《指导意见》，强化采购人、集中采购机构和监管部门在政府采购活动中的内控管理责任，加强采购活动中的权力制约，看住乱伸的"权力之手"，对于政府采购各相关主体落实党风廉政主体责任、提升管理水平、推进依法采购具有重要意义。

2.《指导意见》的主要思路是什么？

答：《指导意见》以党的十八大和十八届三中、四中、五中全会精神为指导，适应政府职能转变和构建现代财政制度需要，围绕落实政府采购法律法规，进一步规范政府采购活动中的权力运行：一是突出三项原则。提出了全面管控与突出重点并举、分工制衡与提升效能并重，权责对等与依法惩处并行的政府采购活动内控管理基本原则。二是强调主体责任。明确采购人要重点做好内部归口管理和所属单位管理，加强对采购需求、政策落实、信息公开、履约验收、结果评价等的管理；集中采购机构重点做好流程控制，围绕政府采购具体环节加强管理；监管机构重点围绕放管服改革要求，完善采购方式审批、采购进口产品审核、投诉处理、监督检查等内部管理制度和工作规程。三是明确四项任务。

提出了严防廉政风险、控制法律风险、落实政策功能、提升履职效能四个方面的重点任务。四是细化内控措施。以分事行权、分岗设权、分级授权和流程控制为主线,提出了四个方面共 15 条具体内控措施。

关于开展行政事业单位内部控制基础性评价工作的通知

财会〔2016〕11 号

党中央有关部门,国务院各部委、各直属机构,全国人大常委会办公厅,全国政协办公厅,高法院,高检院,各民主党派中央,有关人民团体,各省、自治区、直辖市、计划单列市财政厅(局),新疆生产建设兵团财务局:

按照《财政部关于全面推进行政事业单位内部控制建设的指导意见》(财会〔2015〕24 号,以下简称《指导意见》)要求,行政事业单位(以下简称单位)应于 2016 年底前完成内部控制的建立与实施工作。在行政事业单位范围内全面开展内部控制建设工作,是贯彻落实党的十八届四中全会通过的《中共中央关于全面推进依法治国若干重大问题的决定》的一项重要改革举措。按照中央提出的以钉钉子精神抓好改革落实的要求,为进一步指导和促进各单位有效开展内部控制建立与实施工作,切实落实好《指导意见》,财政部决定以量化评价为导向,开展单位内部控制基础性评价工作。现将有关事项通知如下。

一、工作目标

内部控制基础性评价,是指单位在开展内部控制建设之前,或在内部控制建设的初期阶段,对单位内部控制基础情况进行的"摸底"评价。通过开展内部控制基础性评价工作,一方面,明确单位内部控制的基本要求和重点内容,使各单位在内部控制建设过程中能够做到有的放矢、心中有数,围绕重点工作开展内部控制体系建设;另一方面,旨在发现单位现有内部控制基础的不足之处和薄弱环节,有针对性地建立健全内部控制体系,通过"以评促建"的方式,推动各单位于 2016 年底前如期完成内部控制建立与实施工作。

二、基本原则

(一)坚持全面性原则。内部控制基础性评价应当贯穿于单位的各个层级,确保对单位层面和业务层面各类经济业务活动的全面覆盖,综合反映单位的内部控制基础水平。

(二)坚持重要性原则。内部控制基础性评价应当在全面评价的基础上,重点关注重要业务事项和高风险领域,特别是涉及内部权力集中的重点领域和关键岗位,着力防范可能产生的重大风险。各单位在选取评价样本时,应根据本单位实际情况,优先选取涉及金额较大、发生频次较高的业务。

(三)坚持问题导向原则。内部控制基础性评价应当针对单位内部管理薄弱环节和风险隐患,特别是已经发生的风险事件及其处理整改情况,明确单位内部控制建立与实施工作的方向和重点。

（四）坚持适应性原则。内部控制基础性评价应立足于单位的实际情况，与单位的业务性质、业务范围、管理架构、经济活动、风险水平及其所处的内外部环境相适应，并采用以单位的基本事实作为主要依据的客观性指标进行评价。

三、工作安排

（一）组织动员。各地区、各部门应当于2016年7月中旬，全面启动本地区（部门）单位内部控制基础性评价工作，研究制订实施方案，广泛动员、精心组织所辖各单位积极开展内部控制基础性评价工作。

（二）开展评价。各单位应当于2016年9月底前，按照《指导意见》的要求，以《行政事业单位内部控制规范（试行）》（财会〔2012〕21号）为依据，在单位主要负责人的直接领导下，按照《行政事业单位内部控制基础性评价指标评分表》及其填表说明（见附件1和附件2），组织开展内部控制基础性评价工作。

除行政事业单位内部控制基础性评价指标体系外，各地区、各部门、各单位也可根据自身性质及业务特点，在评价过程中增加其他与单位内部控制目标相关的评价指标，作为补充评价指标纳入评价范围。补充指标的所属类别、名称、评价要点及评价结果等内容作为特别说明项在《行政事业单位内部控制基础性评价报告》（参考格式见附件3）中单独说明。

（三）评价报告及其使用。各单位应将包括评价得分、扣分情况、特别说明项及下一步工作安排等内容在内的内部控制基础性评价报告向单位主要负责人汇报，以明确下一步单位内部控制建设的重点和改进方向，确保在2016年底前顺利完成内部控制建立与实施工作。各单位可以将本单位内部控制基础性评价得分与同类型其他单位进行横向对比，通过对比发现本单位内部控制建设的不足和差距，并有针对性地加以改进，进一步提高内部控制水平和效果。

各级财政部门要加强对单位内部控制基础性评价工作的统筹规划和督促指导。各地区、各部门可以对所辖单位内部控制基础性评价得分进行比较，全面推进所辖单位开展内部控制建立与实施工作。

各中央部门应当在部门本级及各所属单位内部控制基础性评价工作的基础上，对本部门的内部控制基础情况进行综合性评价，形成本部门的内部控制基础性评价报告（参考格式见附件3），作为2016年决算报告的重要组成部分向财政部报告。

（四）总结经验。各地区、各部门应当于2016年12月31日前，向财政部（会计司）报送单位内部控制基础性评价工作总结报告。总结报告内容包括本地区（部门）开展单位内部控制基础性评价工作的经验做法、取得的成效、存在的问题、工作建议及可复制、可推广的典型案例等。

对于具有较高推广价值和借鉴意义的典型案例，财政部将组织有关媒体进行宣传报道,并将其纳入行政事业单位内部控制建设案例库,供各地区、各部门、各单位学习交流。

四、有关要求

(一)强化组织领导。各地区、各部门要切实加强对本地区(部门)单位内部控制基础性评价工作的组织领导,成立领导小组,制定实施方案,做好前期部署、部门协调、进度跟踪、指导督促、宣传报道、信息报送等工作,确保所辖单位全面完成内部控制基础性评价工作,通过"以评促建"的方式推动本地区(部门)单位内部控制水平的整体提升。

(二)加强监督检查。各单位应当按照本通知规定的格式和要求,开展内部控制基础性评价工作,确保评价结果真实有效。各地区、各部门应加强对本地区(部门)单位内部控制基础性评价工作进展情况和评价结果的监督检查,对工作进度迟缓、改进措施不到位的单位,应督促其调整改进;对在评价过程中弄虚作假、评价结果不真实的单位,一经查实,应严肃追究相关单位和人员的责任;对评价工作中遇到的问题和困难,应及时协调解决。

(三)加强宣传推广和经验交流。各地区、各部门要加大对单位内部控制基础性评价工作及其成果的宣传推广力度,充分利用报刊、电视、广播、网络、微信等媒体资源,进行多层次、全方位的持续宣传报道。同时,组织选取具有代表性的先进单位,通过召开经验交流会、现场工作会等形式,推广先进经验与做法,发挥先进单位的示范带头作用。

财政部

2016 年 6 月 24 号

文件解析

1.财政部印发《通知》的背景和目的是什么?

答:根据《指导意见》要求,全国各级各类行政事业单位应当按照《行政事业单位内部控制规范(试行)》(财会〔2012〕21 号,以下简称《单位内部控制规范》)的有关要求,于2016 年底前完成内部控制的建立与实施工作。《指导意见》发布后,各单位积极推进内部控制建设,取得了初步成效。但也存在部分单位对内部控制重视程度不够、内部控制制度不健全、内部控制工作进展不平衡等问题。为进一步推动单位开展内部控制的建立与实施工作,财政部决定通过"以评促建"的方式,以量化评价为导向,组织开展单位内部控制基础性评价工作,并研究制定了行政事业单位内部控制基础性评价指标体系,作为单位开展内部控制基础性评价工作的重要工具。

制定基础性评价指标体系的目的不是为了评价而评价,而是通过"以评促建"方式指导和推动行政事业单位积极开展内部控制建设。有别于持续性的年度内部控制评价,基础性评价指标体系主要定位于为尚未开展内部控制建设或仍处在建设初期的单位对其内部控制基础现状进行首次评价提供参考和指导。一些尚未开展内部控制建设或仍处在建设初期的单位,由于受专业水平和管理基础的限制,对单位内部控制建设的重点和关键环节不太明确。基础性评价指标体系通过设置内部控制基础性评价指标及其含义和评价操作方法,明确了行政事业单位建立与实施内部控制的重点内容和基本要求,让行政事业单位能够做到有的放矢、心中有数,以此来进一步推进行政事业单位内部控制建设工作。

2. 行政事业单位内部控制基础性评价指标体系情况如何?

答:最终形成了行政事业单位内部控制基础性评价指标体系。行政事业单位内部控制基础性评价采用量化评价的方式,分别设置了单位层面评价指标和业务层面评价指标,分别为60分和40分,合计100分。单位层面评价指标分为6类21项指标,业务层面评价指标分为6类15项指标。

3. 各单位应如何开展内部控制基础性评价工作?

答:各地区、各部门应当于收到《通知》后,全面启动本地区(部门)单位内部控制基础性评价工作,研究制定实施方案,广泛动员、精心组织所辖各单位积极开展内部控制基础性评价工作。各单位应当于2016年9月底前,按照《指导意见》的要求,以《单位内部控制规范》为依据,在单位主要负责人的直接领导下,按照《通知》中的附件《行政事业单位内部控制基础性评价指标评分表》及其填表说明,组织开展内部控制基础性评价工作。

除了在《行政事业单位内部控制基础性评价指标评分表》中设置了定性和定量相结合的评价指标外,我们还在填表说明中明确规定了每一个指标的评价要点、详细含义及评价操作方法,用于指导评价人员对相关内部控制工作进行检查。在对每一指标进行评价时,评价人员可以参考指标体系中列明的评价要点、详细含义,根据相关资料和有关凭据,按照操作方法对指标是否符合要求进行检查、评分,并将各指标得分加总,得出该单位的评价得分。

4. 各地区、各部门、各单位应如何使用内部控制基础性评价结果?

答:各单位在完成内部控制基础性评价工作后,应将包括评价得分、扣分情况、特别说明项及下一步工作安排等内容在内的内部控制基础性评价报告向单位主要负责人汇报,以明确下一步单位内部控制建设的重点和改进方向,确保在2016年底前如期完成内部控制建立与实施工作。各单位可以将本单位内部控制基础性评价得分与同类型其他单位进行横向对比,通过对比发现本单位内部控制建设的不足和差距,并有针对性地加以改进,进一步提高内部控制水平和效果。

各地区、各部门可以对所辖单位内部控制基础性评价得分进行比较,全面推进所辖单位开展内部控制建立与实施工作。按照《通知》要求,各地区、各部门应当于2016年12月31日前,向财政部(会计司)报送单位内部控制基础性评价工作总结报告。总结报告内容包括本地区(部门)开展单位内部控制基础性评价工作的经验做法、取得的成效、存在的问题、工作建议及可复制、可推广的典型案例等。

行政事业单位内部控制报告管理制度(试行)

财会〔2017〕1 号

第一章　总则

第一条　为贯彻落实党的十八届四中全会通过的《中共中央关于全面推进依法治国若干重大问题的决定》的有关精神,进一步加强行政事业单位内部控制建设,规范行政事业单位内部控制报告的编制、报送、使用及报告信息质量的监督检查等工作,促进行政事业单位内部控制信息公开,提高行政事业单位内部控制报告质量,根据《财政部关于全面推进行政事业单位内部控制建设的指导意见》(财会〔2015〕24 号,以下简称《指导意见》)和《行政事业单位内部控制规范(试行)》(财会〔2012〕21 号,以下简称《单位内部控制规范》)等,制定本制度。

第二条　本制度适用于所有行政事业单位。

本制度所称行政事业单位包括各级党的机关、人大机关、行政机关、政协机关、审判机关、检察机关、各民主党派机关、人民团体和事业单位。

第三条　本制度所称内部控制报告,是指行政事业单位在年度终了,结合本单位实际情况,依据《指导意见》和《单位内部控制规范》,按照本制度规定编制的能够综合反映本单位内部控制建立与实施情况的总结性文件。

第四条　行政事业单位编制内部控制报告应当遵循下列原则。

(一)全面性原则。内部控制报告应当包括行政事业单位内部控制的建立与实施、覆盖单位层面和业务层面各类经济业务活动,能够综合反映行政事业单位的内部控制建设情况。

(二)重要性原则。内部控制报告应当重点关注行政事业单位重点领域和关键岗位,突出重点、兼顾一般,推动行政事业单位围绕重点开展内部控制建设,着力防范可能产生的重大风险。

(三)客观性原则。内部控制报告应当立足于行政事业单位的实际情况,坚持实事求是,真实、完整地反映行政事业单位内部控制建立与实施情况。

(四)规范性原则。行政事业单位应当按照财政部规定的统一报告格式及信息要求编制内部控制报告,不得自行修改或删减报告及附表格式。

第五条　行政事业单位是内部控制报告的责任主体。

单位主要负责人对本单位内部控制报告的真实性和完整性负责。

第六条　行政事业单位应当根据本制度,结合本单位内部控制建立与实施的实际情况,明确相关内设机构、管理层级及岗位的职责权限,按照规定的方法、程序和要求,有序开展内部控制报告的编制、审核、报送、分析使用等工作。

第七条　内部控制报告编报工作按照"统一部署、分级负责、逐级汇总、单向报送"的方式，由财政部统一部署，各地区、各垂直管理部门分级组织实施并以自下而上的方式逐级汇总，非垂直管理部门向同级财政部门报送，各行政事业单位按照行政管理关系向上级行政主管部门单向报送。

第二章　内部控制报告编报工作的组织

第八条　财政部负责组织实施全国行政事业单位内部控制报告编报工作。其职责主要是制定行政事业单位内部控制报告的有关规章制度及全国统一的行政事业单位内部控制报告格式，布置全国行政事业单位内部控制年度报告编报工作并开展相关培训，组织和指导全国行政事业单位内部控制报告的收集、审核、汇总、报送、分析使用，组织开展全国行政事业单位内部控制报告信息质量的监督检查工作，组织和指导全国行政事业单位内部控制考核评价工作，建立和管理全国行政事业单位内部控制报告数据库等工作。

第九条　地方各级财政部门负责组织实施本地区行政事业单位内部控制报告编报工作，并对本地区内部控制汇总报告的真实性和完整性负责。其职责主要是布置本地区行政事业单位内部控制年度报告编报工作并开展相关培训，组织和指导本地区行政事业单位内部控制报告的收集、审核、汇总、报送、分析使用，组织和开展本地区行政事业单位内部控制报告信息质量的监督检查工作，组织和指导本地区行政事业单位内部控制考核评价工作，建立和管理本地区行政事业单位内部控制报告数据库等工作。

第十条　各行政主管部门(以下简称各部门)应当按照财政部门的要求，负责组织实施本部门行政事业单位内部控制报告编报工作，并对本部门内部控制汇总报告的真实性和完整性负责。其职责主要是布置本部门行政事业单位内部控制年度报告编报工作并开展相关培训，组织和指导本部门行政事业单位内部控制报告的收集、审核、汇总、报送、分析使用，组织和开展本部门行政事业单位内部控制报告信息质量的监督检查工作，组织和指导本部门行政事业单位内部控制考核评价工作，建立和管理本部门行政事业单位内部控制报告数据库。

第三章　行政事业单位内部控制报告的编制与报送

第十一条　年度终了，行政事业单位应当按照本制度的有关要求，根据本单位当年内部控制建设工作的实际情况及取得的成效，以能够反映内部控制工作基本事实的相关材料为支撑，按照财政部发布的统一报告格式编制内部控制报告，经本单位主要负责人审批后对外报送。

第十二条　行政事业单位能够反映内部控制工作基本事实的相关材料一般包括内

部控制领导机构会议纪要、内部控制制度、流程图、内部控制检查报告、内部控制培训会相关材料等。

第十三条　行政事业单位应当在规定的时间内,向上级行政主管部门报送本单位内部控制报告及能够反映本单位内部控制工作基本事实的相关材料。

第四章　部门行政事业单位内部控制报告的编制与报送

第十四条　各部门应当在所属行政事业单位上报的内部控制报告和部门本级内部控制报告的基础上,汇总形成本部门行政事业单位内部控制报告。

第十五条　各部门汇总的行政事业单位内部控制报告应当以所属行政事业单位上报的信息为准,不得虚报、瞒报和随意调整。

第十六条　各部门应当在规定的时间内,向同级财政部门报送本部门行政事业单位内部控制报告。

第五章　地区行政事业单位内部控制报告的编制与报送

第十七条　地方各级财政部门应当在下级财政部门上报的内部控制报告和本地区部门内部控制报告的基础上,汇总形成本地区行政事业单位内部控制报告。

第十八条　地方各级财政部门汇总的本地区行政事业单位内部控制报告应当以本地区部门和下级财政部门上报的信息为准,不得虚报、瞒报和随意调整。

第十九条　地方各级财政部门应当在规定的时间内,向上级财政部门逐级报送本地区行政事业单位内部控制报告。

第六章　行政事业单位内部控制报告的使用

第二十条　行政事业单位应当加强对本单位内部控制报告的使用,通过对内部控制报告中反映的信息进行分析,及时发现内部控制建设工作中存在的问题,进一步健全制度,提高执行力,完善监督措施,确保内部控制有效实施。

第二十一条　各地区、各部门应当加强对行政事业单位内部控制报告的分析,强化分析结果的反馈和使用,切实规范和改进财政财务管理,更好发挥对行政事业单位内部控制建设的促进和监督作用。

第七章　行政事业单位内部控制报告的监督检查

第二十二条　各地区、各部门汇总的内部控制报告报送后,各级财政部门、各部门应当组织开展对所报送的内部控制报告内容的真实性、完整性和规范性进行监督检查。

第二十三条　行政事业单位内部控制报告信息质量的监督检查工作采取"统一管理、分级实施"原则。中央部门内部控制报告信息质量监督检查工作由财政部组织实施,各地区行政事业单位内部控制报告信息质量监督检查工作由同级财政部门按照统一的工作要求分级组织实施,各部门所属行政事业单位内部控制报告信息质量监督检查由本部门组织实施。

第二十四条　行政事业单位内部控制报告信息质量的监督检查应按规定采取适当的方式来确定对象,并对内部控制报告存在明显质量问题或以往年份监督检查不合格单位进行重点核查。

第二十五条　各地区、各部门应当认真组织落实本地区(部门)的行政事业单位内部控制报告编报工作,加强对内部控制报告编报工作的考核。

第二十六条　行政事业单位应当认真、如实编制内部控制报告,不得漏报、瞒报有关内部控制信息,更不得编造虚假内部控制信息;单位负责人不得授意、指使、强令相关人员提供虚假内部控制信息,不得对拒绝、抵制编造虚假内部控制信息的人员进行打击报复。

第二十七条　对于违反规定、提供虚假内部控制信息的单位及相关负责人,按照《中华人民共和国会计法》《中华人民共和国预算法》《财政违法行为处罚处分条例》等有关法律法规规定追究责任。

各级财政部门及其工作人员在行政事业单位内部控制报告管理工作中,存在滥用职权、玩忽职守、徇私舞弊等违法违纪行为的,按照《公务员法》《行政监察法》《财政违法行为处罚处分条例》等国家有关规定追究相应责任;涉嫌犯罪的,移送司法机关处理。

第八章　附则

第二十八条　各地区、各部门可依据本制度,结合工作实际,制定相应的实施细则。

第二十九条　本制度自2017年3月1日起施行。

文件解析

1.出台背景

为进一步推动各单位加强内部控制建设,落实《财政部关于全面推进行政事业单位内部控制建设的指导意见》(以下简称《指导意见》)提出的"建立内控报告制度,促进内控信息公开"的改革任务和要求,2016年以来,财政部对我国单位内部控制建立与实施工作的开展情况进行了全面深入调研,根据《指导意见》和《行政事业单位内部控制规范(试行)》(以下简称《规范》)的有关规定,制定了《行政事业单位内部控制报告管理制度(试行)》(以下简称《管理制度》),以规范单位内部控制报告编报工作,提高单位内部控制报告质量,促进单位进一步加强内部控制建设工作,更好地发挥内部控制在提升单位内部治理水平、规范内部权力运行、促进依法行政、推进廉政建设中的重要作用。

2.内控报告

(1)地方财政部门。地方各级财政部门收到《管理制度》和《关于印发《行政事业单位内部控制报告管理制度(试行)》的通知》(以下简称《通知》)后,应当立即全面启动本地区内部控制报告编报工作,研究制定实施方案,广泛动员本地区各部门和下级财政部门积极开展内部控制报告编报工作,并及时汇总形成 2016 年度本地区行政事业单位内部控制报告。

各省级财政部门应当于 2017 年 5 月 20 日前完成对下级财政部门上报的地区行政事业单位内部控制报告及同级部门行政事业单位内部控制报告的审核和汇总工作,将本地区行政事业单位内部控制报告纸质版和电子版报送财政部(会计司)。其他地方各级财政部门应当按照上级财政部门的规定按时完成本地区所属单位内部控制报告的审核、汇总及报送工作。

各计划单列市财政部门应当于 2017 年 5 月 20 日前直接向财政部(会计司)报送本地区行政事业单位内部控制报告。

(2)各部门。各部门应当研究制定本部门内部控制报告编报工作实施方案,积极组织所属各行政事业单位积极开展内部控制报告编制工作,并及时汇总形成 2016 年度本部门内部控制报告。

各中央部门应当于 2017 年 4 月 20 日前完成本部门所属单位内部控制报告的审核和汇总工作,将本部门行政事业单位内部控制报告纸质版和电子版报送财政部(会计司)。其他各级部门应当按照同级财政部门的规定按时完成本部门所属单位内部控制报告的审核、汇总及报送工作。

(3)行政事业单位。各单位应当以《管理制度》和《通知》为依据,在单位主要负责人的直接领导下,按照上级行政主管部门的有关要求,在规定的时间内,编制完成本单位 2016 年度内部控制报告,并按时报送上级行政主管部门。

3. 实施要求

(1)高度重视,精心组织。各地区、各部门、各单位要提高对单位内部控制报告工作重要性的认识,加强组织领导,健全工作机制,强化协调配合,加大保障力度,加强内部控制人才队伍建设,积极做好内部控制报告编报、审核、分析和使用等工作。

(2)数据准确,报送及时。各单位主要负责人对本单位内部控制报告的真实性和完整性负责。各单位应当在认真学习《指导意见》和《规范》的基础上,按照《管理制度》的有关规定,根据本单位建立与实施内部控制的实际情况,并按照《通知》及其附件要求及时编制和报送内部控制报告。

(3)强化分析,推动整改。各地区、各部门要坚持问题导向,强化对内部控制重点、难点问题的分析及评价结果的应用。同时,加强对本地区(部门)所属单位内部控制报告工作的监督检查,每年应抽取一定比例的内部控制报告,对报告内容的真实性、完整性和规范性进行检查,推动所属单位做好内部控制问题整改,逐步完善单位内部控制建设工作。

(4)加强宣传,交流经验。各地区、各部门要加大对单位内部控制报告编制工作的宣传推广力度,充分利用报刊、电视、广播、网络、微信等媒体资源,进行多层次、全方位的持续宣传报道。同时,探索建立本地区(部门)内部控制工作联系点制度,选取内部控制工作开展成效突出的先进单位作为本地区(部门)的内部控制工作联系点。通过对联系点内部控制工作情况的总结、提炼形成经验、做法及典型案例,与其他单位分享经验和成果,充分发挥联系点的示范引领作用,全面推进本地区(部门)行政事业单位内部控制建设工作。

参考文献

[1]王兴鹏.公立医院内部控制建设指南及实践[M].上海:上海交通大学出版社,2016.

[2]阚京华,周友梅.COSO内部控制框架的变化解析与启示:从形式到内容[J].会计之友,2015(4):55-61.

[3]李爱群,何烨,唐靓,等.医院物资采购内部控制改进研究[J].卫生经济研究,2018(7):59-61.

[4]吴金栋,顾倩,刘剑文,等.构建医院招标采购内部控制体系的研究与实践[J].实验室研究与探索,2019,38(9):275-278.

[5]张玉兰,段永瑶,张焱,等.技术创新视角下制造企业内部控制有效性评价[J].会计之友,2018(24):37-43.

[6]赵卫群,王译靖,池文英,等.医院采购业务内部控制的构建研究[J].中国总会计师,2018(5):60-61.

[7]韩爱斌.医院改扩建中设备采购策略流程方法的探讨[J].中国医疗设备,2019,34(6):141-144.

[8]张伟,李军,朱元光,等.医疗设备招标采购管理[J].医疗装备,2018,31(5):90-91.

[9]涂远超,胡为民,徐元元.医院经济运营内部控制实务[M].北京:电子工业出版社,2017.

[10]郝建国,陈胜华,王秋红.行政事业单位内部控制规范实际操作范本[M].北京:中国市场出版社,2016.

[11]于英超.广东省A医院医疗设备内部控制问题的研究[D].广州:广东外语外贸大学,2017.

[12]金玲,池文瑛,蔡战英.医院内部控制体系设计及应用[M].北京:中国财政经济出版社,2018.

[13]张庆龙.医院内部控制建设实施操作指南[M].北京:经济科学出版社,2018.

[14]谢枭鹏,黄黎平,郭长金.医院政府采购廉政风险防控[M].北京:冶金工业出版社,2019.

[15]黄发强.卫生健康系统政府采购工作手册[M].北京:企业管理出版社,2018.

[16]陈丽云.基于政府采购法实施条例的公立医院政府采购业务内部控制探讨[J].中国

卫生经济,2015,34(8):87-89.

[17]雷文平.上市商业银行内部控制体系构建[J].财会通讯,2017(11):106-108.

[18]杨正云.基于风险管理的公立医院内部控制探讨[J].会计之友,2019(6):137-140.

[19]苏朝晖,李章,胡佩,等.首创集团全流程闭环管理内部控制体系构建实践[J].中国内部审计,2018(2):70-73.

[20]黄发强.卫生健康系统政府采购工作手册[M].北京:企业管理出版社,2018.

[21]郝建国,陈胜华,王秋红.行政事业单位内部控制规范实际操作范本[M].北京:中国市场出版社,2016.

[22]张滨丽,卞兴超.基于AHP的黑龙江省智慧农业综合效益评估[J].中国农业资源与区划,2019,40(2):109-114.

[23]何琴.基于AHP的智慧城市建设水平评价模型及实证[J].统计与决策,2019,35(19):64-67.

[24]周晗.公立医院内部控制有效性评价体系构建研究[D].南京:南京中医药大学,2019.

[25]张海,李俊忠,廖军.公立医院内部控制评价体系的构建与应用[J].财务与会计,2020,(4):78-79.

[26]王海妮.高校科研经费内部控制管理绩效评价研究[J].会计之友,2020(1):93-98.

[27]徐天舒,马珺.上市企业内部控制有效性评价实证检验[J].统计与决策,2019(21):174-177.

[28]董玲,郭娓蕊,季宏宇.基于灰色聚类法的医院内部控制评价分析[J].会计之友,2019(4):122-125.

[29]杨维莉.高校业务层面内部控制定量评价研究[J].财务与会计,2018(24):55-57.

[30]徐静,于允圣,杨晓会等.潍坊市公立医院内部控制评价指标体系构建研究[J].医学与社会,2018(12):47-49.

[31]郑二维,牛慧丽,柴光婷等.公立医院财务内部控制体系构建与评价实证研究[J].中国卫生经济,2018(10):80-82.

[32]赵萌.环境目标下高等院校内部控制评价体系构建[J].财会通讯,2017,(34):55-57.

[33]晋晓琴.河南省创业板上市公司内部控制评价报告剖析[J].财务与会计,2017(8):39-43.

[34]赵福荣.基于AHP的公立医院内部控制有效性评价体系构建[J].财会通讯,2016(29):111-113.

[35]赵小刚.行政事业单位内部控制全面动态循环评价模型及指标体系研究[J].财务与会计,2016(9):73-75.

[36]刘长宏,许文一,赵虹,等.医院政府采购内部控制基础性评价的实践研究[J].行政事业单位资产与财务,2018(24):22-24.

[37]鲍诗度,陈文懿.当前企业内部控制质量评价体系的理论进展与提升[J].河南社会科学,2019,27(2):115-120.

[38]谢海娟,何和阳,刘晓臻.基于五大目标的企业内部控制评价体系指标研究[J].财会通讯,2016(3):115-118.

[39]王颢葳.企业内部控制的有效性及其评价方法[J].中国管理信息化,2020(3):36-37.